LA MIMIQUE

CHEZ LES ALIÉNÉS

PAR

Le Dr G. DROMARD

Lauréat de l'Académie de Médecine,
Médecin-adjoint des asiles publics d'aliénés,
Membre correspondant de la Société médico-psychologique
et de la Société de Médecine légale de France.

———

PARIS

FÉLIX ALCAN, ÉDITEUR

108, BOULEVARD SAINT-GERMAIN, 108

1909

Tous droits de traduction et de reproduction réservés.

LA MIMIQUE

CHEZ LES ALIÉNÉS

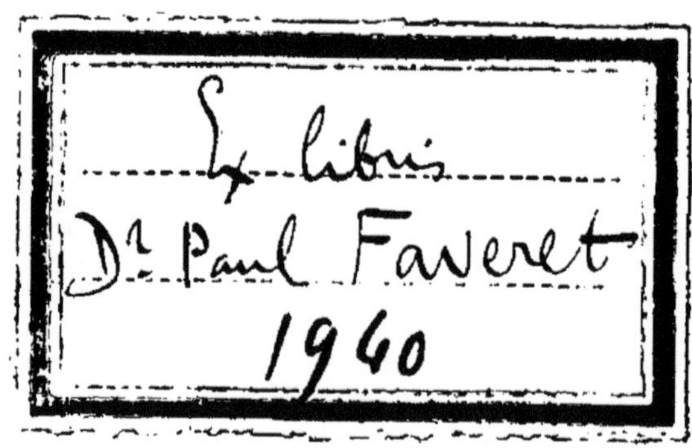

DU MÊME AUTEUR

Les alcoolisés non alcooliques. In-8, 181 pages (Steinheil, éditeur, 1902).

L'alcoolomanie et son traitement, en collaboration avec le Dr SAPELIER. In-12; 208 pages (Doin, éditeur, 1903).

Les fausses messes noires : *Causeries psychologiques et médico-légales sur quelques scandales modernes.* In-12, 144 pages (Maloine, éditeur, 1904).

L'Amnésie au point de vue séméiologique et médico-légal, en collaboration avec le Dr LEVASSORT. In-12 258 pages. (F. Alcan, éditeur, 1907).

Poésie et Folie : *Essai de psychologie et de critique,* en collaboration avec le Dr ANTHEAUME. In-12, 639 pages (Doin, éditeur, 1908).

LA
MIMIQUE CHEZ LES ALIÉNÉS

INTRODUCTION

Esquirol [1] dit très justement : « L'étude de la physionomie des aliénés n'est pas un objet de futile curiosité.
Elle aide à démêler le caractère des idées et des affections qui entretiennent le délire de ces malades. Que
de résultats intéressants n'obtiendrait-on pas d'une
pareille étude ! »

Il est certain que l'aliéné présente dans sa physionomie, dans ses gestes et ses attitudes, quelque chose
qui le distingue du commun des hommes et permet
parfois aux moins informés de le taxer de folie. Bien
mieux, les cas ne sont pas rares où le simple examen
de la mimique permet, sinon de porter un diagnostic
immédiat sur la variété de l'affection, du moins d'ob-
tenir des indices suffisants pour diriger l'interrogatoire.
Le regard distrait d'un halluciné au cours d'une conversation, le regard anxieux et scrutateur du persécuté,
le regard hébété du paralytique général, évoquent *ex
abrupto* un « diagnostic d'impression », qui le plus souvent ne se dément pas.

1. Esquirol, t. II, chap. XII).

Est-ce à dire qu'il existe à proprement parler un « masque » de la folie ?

Lavater semble le croire : « Qu'on divise la face en trois parties horizontales répondant, la première au front, la seconde au nez, la troisième à la partie inférieure depuis le nez jusqu'au menton ; que l'on remplace dans le premier portrait la portion nasale par la portion nasale du second, la partie inférieure par la partie correspondante du troisième, on obtiendra immanquablement la physionomie d'un homme insensé ».

En vérité, le défaut d'harmonie est assez frappant dans le faciès de certains aliénés, mais la proposition précédente serait vraiment bien exagérée si elle voulait prétendre à un caractère de généralité. Au reste, si les phénomènes de dissociation peuvent exister dans la mimique de certains aliénés pour des causes que nous aurons à définir, ce défaut d'harmonie est surtout caractéristique des « falsifications mimiques » et relève principalement de la simulation.

Quoi qu'il en soit, les caractères spéciaux qu'imprime la folie aux attitudes, aux gestes et aux jeux de physionomie d'un sujet, sont le plus souvent en rapport avec la variété de ses troubles psychiques, et leur appréciation exacte peut être d'un puissant secours dans la recherche du diagnostic. Pour conserver à cette proposition son entière valeur, il suffit de ne point prétendre donner à chaque cadre nosographique un faciès caractéristique, car d'une part certains aliénés ne diffèrent en rien des individus réputés normaux par leur maintien habituel, et d'autre part, l'affection mentale évoluant, l'expression mimique ne reste pas toujours identique à elle-même d'un bout à l'autre de la maladie.

Il convient d'ajouter que certains facteurs peuvent imprimer à la mimique d'un sujet des caractères sur lesquels il importe d'être fixé pour pouvoir apprécier à leur juste poids les modifications résultant d'un état morbide.

L'âge influe, à n'en pas douter, sur les variations de l'expression mimique. La mimique de l'enfant d'abord pauvre, quoique forte, devient de plus en plus riche d'expressions ; celle de l'adulte, toujours croissante en richesse, est expansive d'abord, puis plus modérée ; celle du vieillard s'apauvrit de nouveau, devient incertaine et monotone. Au point de vue du sexe on peut affirmer sans crainte d'exagération que c'est la sphère émotive qui domine l'expression de la femme. Les registres intellectuel et volitionnel appartiennent à l'homme. Et que dire de l'influence du milieu social ? Les « manières » ne sont après tout que la mimique elle-même, et l'on sait combien les influences d'éducation et de milieu les modifient de mille façons. La rigidité conventionnelle de l'homme bien élevé, les gestes raffinés de la mondaine, ne ressemblent en rien à l'allure triviale du manant. Bien mieux, l'exubérance méridionale opposée au flegme du Nord, la réserve du prêtre opposée au cabotinage de l'artiste, tout cela nous dit encore la part de la race et de la profession dans l'expression mimique de l'individu.

D'un autre côté, certains traits individuels concernant la morphologie sont parfaitement propres à donner au sujet un caractère apparent qui ne répond pas toujours à son état psychologique réel. Une forte charpente, une mâchoire robuste, des lèvres lipues, évoquent l'idée d'une brutalité qui n'est pas toujours justifiée. Des commissures relevées font rire un visage.

Enfin, certaines altérations pathologiques très indépendantes de l'état mental peuvent encore contribuer à modifier le jeu d'une physionomie.

Ces réserves faites, l'importance d'une étude de la mimique chez les aliénés ne pouvait moins faire que d'attirer l'attention.

L'étude de la mimique en tant qu'étude scientifique, n'a été entreprise qu'à une époque très tardive, et jusqu'aux trois noms de Duchenne de Boulogne, Gratiolet et Darwin, la question progresse à tâtons. Grâce aux superstitions en vogue on étudie la *physiognomonie* dans un but de divination, bien que Rabelais, dans son gros bon sens, se fût moqué depuis longtemps des « astrologues, géomanciens, métopomanciens et aultres de pareille farine », et il faut arriver au xixe siècle pour trouver des écrits qui soient inspirés d'autre chose que de l'autorité d'Aristote.

A plus forte raison, les travaux spéciaux concernant les modifications pathologiques de la physionomie, des gestes et des attitudes chez les aliénés, n'ont-ils pu éclore que très tard, et il convient d'ajouter qu'ils sont clairsemés.

En 1843, nous trouvons un travail de Morison[1] sur la *physionomie dans les maladies mentales*. Plus

---

1. Morison. *The Physionomy of mental diseases* (1843).

récemment, Damerow [1], Laurent [2], Oppenheim [3], Tebaldi [4], Sikorsky [5], Turner [6], Mongeri [7], Mazurkiewicz [8], Kirschoff [9], Majano [10], ont insisté dans différentes monographies sur l'importance de la physionomie dans le diagnostic de l'aliénation. Il importe également de rendre hommage à un certain nombre de thèses portant sur différents points de la question : celles de Bonnaud [11], de Breitmann [12], de Paret [13], de Jourdin [14], de Dupuis [15], de

1. Damerow. *La mimique et la physionomie* (Allg. Zeitsch. f. Psych. B. XVII, 1860).

2. Laurent. *La physionomie des aliénés* (Ann. medico-psychologiques, 1863). — *Physiologie et mimique chez les aliénés* (Masson 1906).

3. Oppenheim. *L'expression du visage chez les aliénés.* (Soc. psychiatrique de Berlin, Séance du 15 juin 1883).

4. Tebaldi. *Fisionomia ed expressione studiate nelle loro deviazioni* (Padova, 1884).

5. Sikorsky. *Importance de la mimique pour le diagnostic de la folie.* (Neur. centralb. 1887).

6. Turner. *Les troubles de l'expression* (The Journal of mental science, avril 1892). — *Quelques remarques nouvelles sur l'expression chez les aliénés.* (The Journal of mental science, avril 1893).

7. Mongeri. *Étude de la physionomie chez les aliénés* (International médizinisch photop. monat., 1896).

8. Mazurkiewicz. *Ueber die Storungen der Geberdensprache* (Jahrbücher für Psychiatrie und Neurologie 1900, V 19, fasc. 3, p. 514).

9. Kirschoff. *Der melancolische gesicht* (Allg. Zeitsch. f. Psych. 1900).

10. Majano. *Contribution clinique à l'étude de la mimique émotive et du langage des gestes dans la folie* (Riv. quind. di Psic., Psych., Neur. 1899).

11. Bonnaud. *De la mimique chez les fous* (Th. Montpellier 1882).

12. Breitmann. *Contribution à l'étude de l'écholalie, de la coprolalie et de l'imitation des gestes chez les dégénérés et les aliénés* (Th. Paris 1888).

13. Paret. *Le latéralisme chez les aliénés* (Th. Lyon 1892).

14. Jourdin. *Les troubles de la mimique chez les paralytiques généraux* (Th. Lyon 1894).

15. Dupuis. *Essai sur les mimiques voulues* (Th. Lyon 1897).

Farabeuf[1]. Nous devons rappeler que le professeur Pierret, dans des conférences pratiquées à la Faculté de Médecine de Lyon en 1887, a donné un tableau résumé de ce que doit être l'expression des états psychiques chez l'homme sain et de ce qu'elle devient chez l'aliéné. Enfin M. Fr. Frank a étudié en 1900 l'expression des émotions à l'état normal et pathologique, dans ses cours du collège de France.

Tels sont, rapidement énumérés, les principaux travaux qui ont apporté jusqu'ici une contribution plus ou moins directe à la question qui nous intéresse.

Nous devons indiquer maintenant par quel côté notre étude s'en distingue, et quelle lacune elle tend à combler, en montrant sous quelle forme et dans quel esprit nous l'avons conçue.

Les auteurs qui ont écrit sur la *physionomie des aliénés* n'étudient pas à proprement parler les *troubles de la mimique*. Ils se placent sur un terrain à la fois plus vaste et plus étroit : plus vaste, parce qu'ils étudient non seulement les jeux du visage mais le visage au point de vue plastique et dans sa morphologie ; plus étroit, parce qu'une étude de la mimique ne comprend pas seulement les caractères de la *physionomie,* mais ceux des *gestes* et des *attitudes.*

Nous mettrons donc de côté les anomalies de conformation, les asymétries et tous les caractères morphologiques si fréquents chez les aliénés en général et principalement chez ceux qui appartiennent au cadre touffu

---

1. Farabeuf. *Contribution à l'étude de la physionomie chez les aliénés.* (Th. Paris 1898).

de la dégénérescence. Par contre nous élargirons au maximum la portée de la fonction mimique proprement dite, mais sans aborder toutefois le domaine des actes complexes, car étudier un malade dans l'ensemble de ses réactions ce serait l'étudier tout entier, et une pareille tâche devrait confiner à une revision générale de l'aliénation.

Réduite à ses proportions normales et comprise dans ses strictes limites, la question des troubles de la mimique chez l'aliéné ne laisse pas que d'être fort complexe. Nous croyons en particulier que la restreindre comme le font certains auteurs à l'étude des expressions émotives, aurait pour résultat de négliger des chapitres de première importance, car la production de gestes automatiques et non adéquats à des émotions figure justement au nombre des manifestations caractéristiques de certains cadres nosographiques. Au reste, il n'est pas toujours facile à l'état normal de faire le départ de ce qui revient à la mimique expressive et aux mouvements automatiques privés de tout contenu. A chaque instant le geste inutile se joint au geste expressif comme témoignage d'un automatisme moteur sans adaptation, ou tout au moins d'un contenu émotionnel mal défini et siégeant dans la subconscience. Les mouvements involontaires qu'on a désignés sous le nom « de tics coordonnés » ou « stéréotypies normales » et qui représentent des habitudes motrices propres à chacun de nous, n'ont aucune représentation émotionnelle dans la conscience ; ils apportent pourtant leur note dans le concert mimique de la plupart des individus à divers degrés. Chez l'aliéné, il

est encore plus difficile de faire le décompte de ce qui
est l'expression émotionnelle d'une part et la manifestation automatique d'autre part. Chez le maniaque
par exemple, l'agitation excessive qui caractérise la
mimique n'est pas toujours en rapport intégral avec une
succession rapide d'émotions variées ; l'excès du mouvement n'est pas toujours intégralement justifié et mo-
tivé dans la conscience. Bien mieux, l'apparition
d'expressions mimiques vides de tout contenu idéo-
émotionnel constitue un trait des plus importants et
que l'on trouve d'une façon remarquablement accentuée
dans certains cadres de l'aliénation.

Nous avons insisté sur les limites du sujet, pour
définir où nos recherches doivent commencer et où elles
doivent s'interrompre. Mais nous tenons à indiquer
surtout dans quel esprit nous les abordons.

Guislain dit à juste titre : « Ne croyez pas que la plus
subtile, la plus rare intelligence reconnaîtra mieux
une maladie quelconque que le plus médiocre médecin,
si cette intelligence n'a pas été initiée aux secrets de la
science et de l'observation, et si elle ne sait transformer en idées scientifiques les impressions que lui fournissent les sens. » Il faut donc une pratique assidue et
des observations patientes pour fixer « le coup d'œil »,
mais il faut en plus un esprit d'interprétation qui sache
dégager de l'apparence des faits les déductions fonda-
mentales en l'absence desquelles ces faits eux-mêmes
perdent tout intérêt. Chez l'aliéné, les manifestations
extérieures ne sont pas toujours adéquates aux dispositions internes, et il faut bien se garder de conclure

uniformément des unes aux autres. S'il est privé non seulement d'une observation minutieuse mais encore et surtout d'une judicieuse interprétation, l'examen des manifestations mimiques perd toute sa valeur et risque d'entraîner de faux jugements.

Nous pourrions examiner successivement les caractères de la mimique pour chacune des affections figurant dans les classifications de la nosographie ; mais nous ne ferions que reproduire ainsi des descriptions qu'on trouve dans tous les traités. C'est à un point de vue tout différent que nous devrons nous placer.

La plupart des ouvrages décrivent dans chaque cadre nosographique l'aspect extérieur d'un type déterminé, dont on s'efforce de peindre par le détail toutes les particularités d'expression. Mais ce ne sont là que tableaux épars, sans esprit de synthèse, sans essai d'abstraction ni tentative de groupement. Or le grand intérêt d'une étude sur la mimique chez les aliénés réside dans les rapports qu'affecte cette modalité d'extériorisation avec les états fonciers qu'elle extériorise. Il nous paraît donc utile d'envisager, au nom de la psychologie morbide, les relations qui unissent la mimique aux trois sphères *intellectuelle*, *affective* et *volitionnelle* ; et à ce titre, nous nous éloignerons du terrain purement objectif. Cette tentative répond, comme nous allons le voir, à des besoins nouveaux ; et elle va nous permettre de grouper des observations éparses en vue d'une *classification méthodique*.

CHAPITRE PREMIER
ESSAI DE CLASSIFICATION

En consultant les divers travaux qui ont été consacrés à l'étude encore neuve des troubles de la mimique
chez les aliénés, on est frappé du caractère exclusivement descriptif que la plupart des auteurs donnent à
leur analyse. Les traits intéressants ne manquent pas,
les observations minutieuses abondent, mais les faits
sont vus par leurs qualités extérieures et l'interprétation fait défaut le plus souvent ; les tentatives de rapprochement de généralisation et de groupement sont
presque toujours absentes, les considérations d'ordre
synthétique ne se dégagent que rarement, et l'on s'absorbe volontiers dans les détails de la connaissance
vulgaire sans chercher plus profondément.

Pour notre part, nous ne saurions nous dissimuler la
difficulté de fixer certaines relations et d'élucider certains mécanismes ; nous savons aussi combien il est
téméraire de tenter des explications dans l'état actuel
de la psychiatrie. Néanmoins, nous estimons que, tout
en restant incomplètes, les notions anatomo-physiolo-
giques peuvent être un bon guide lorsqu'on étudie la
pathologie de la mimique. Elles nous autorisent en
effet à considérer les troubles de cette fonction suivant un plan *systématique*, et à rechercher dans leur

analyse autre chose que des aperçus vagues réunis d'une manière factice par un ciment purement objectif. C'est en nous inspirant de ce principe que nous chercherons à grouper les faits. Mais, avant d'entrer en matière, quelques remarques fondamenlales s'imposent.

A) **Existe-t-il une « fonction de la mimique? »** — Telle est la première question qu'il convient de résoudre. Elle semble un peu singulière au premier abord. Il n'est pourtant pas superflu de la poser, car nous ne serons autorisés à parler pathologiquement des *troubles de la fonction mimique* que si cette fonction existe physiologiquement en tant que fonction autonome. Or, cette dernière condition suppose à son tour comme substratum l'existence de centres différenciés anatomiquement.

On sait qu'il existe une *fonction du langage verbal* que consacre l'existence des centres corticaux localisés par Broca, Exner, Kusmaul, Wernicke, etc. Il se produit des troubles de cette fonction quand ces centres sont directement atteints (aphasies corticales) ou quand ils sont isolés de leurs relations réciproques (aphasies transcorticales) ou de leurs relations supérieures (aphasies sus-corticales) ou de leurs relations inférieures (aphasies sous-corticales). Les troubles en question forment un groupe nosologique bien déterminé, le groupe des *dysphasies* dont on sépare les *dyslogies* (troubles portant sur les centres supérieurs de la conception) et les *dysarthries* (troubles portant sur les centres inférieurs de l'exécution).

Il ne saurait être question d'une précision aussi rigoureuse, en ce qui concerne la *fonction du langage mimique*. Le verbe et le geste ne répondent pas aux mêmes besoins. Le premier, d'acquisition plus récente, répond à des besoins supérieurs, il implique anatomiquement et physiologiquement un degré de différenciation plus complexe. Le second, d'organisation plus ancienne, répond à des besoins plus fondamentaux et plus rudimentaires à la fois ; il suppose un moindre degré de différenciation au double point de vue de la physiologie et de l'anatomie.

Est-ce à dire que les *mouvements d'expression* soient privés de toute autonomie, de toute spécialisation dans leur appareil et leur fonctionnement ? Avant de répondre à la question, il est nécessaire de diviser ces mouvements suivant qu'ils appartiennent à l'un des deux groupes établis par M. Soury.

Certains *mouvements d'expression* dépendent de la volonté. Ainsi, les mouvements affirmatifs et négatifs de la tête reposent sur un acte volontaire en principe. Pour se développer, ils ont besoin d'un long exercice où l'imitation joue le principal rôle. L'enfant possède en naissant l'organe qui lui permettra plus tard d'associer ses idées et ses mouvements, mais il lui manque le pouvoir de coordination. Ce pouvoir, l'habitude le lui donnera, en favorisant l'éducation des centres moteurs. Point n'est besoin pour cela d'un centre coordinateur spécial, dont l'intervention viendrait tamiser en quelque sorte l'impulsion de la volonté, pour la localiser ensuite sur tel ou tel groupe musculaire.

Mais il y a d'autres *mouvements d'expression*, tels

que le pleurer, le rire et bien d'autres jeux mimiques de la face, qui sont tout à fait indépendants de la volonté, et qui s'accompagnent même de phénomènes quasi végétatifs (phénomènes vaso-moteurs, sudation, horripilation, accélération ou ralentissement de l'activité cardiaque et de la respiration, modifications dans l'activité des organes d'excrétion tels que la vessie et le rectum, etc.). Ceux-là ne reposent ni sur l'imitation ni sur l'habitude. Beaucoup d'entre eux existent déjà dès les premiers moments de la vie extra-utérine, alors qu'on ne saurait parler de mouvements volontaires. Au reste, on les retrouve chez les idiots, voire même les anencéphales. Chez les premiers, alors que la vie intellectuelle fait totalement défaut, il est toujours possible de provoquer l'expression réflexe des sensations par différentes stimulations périphériques. Les seconds, pendant les quelques heures de leur existence, ne laissent pas de crier, d'ouvrir les yeux, et souvent d'exécuter des mouvements de succion ; sans parler de la mimique émotive qui traduit la nature des sensations provoquées par des substances sapides déposées sur la langue.

Ainsi, il existe une catégorie de mouvements qui se produisent toutes les fois que des sensations ou des sentiments possédant un certain degré de tension viennent à la conscience. Ce sont les vrais mouvements d'expression : ils ne dépendent pas d'une *éducation secondaire*, mais ils impliquent au contraire une *organisation innée*. Il y a donc tout lieu de penser qu'ils se manifestent au moyen d'un appareil spécial, et en vertu d'un mécanisme particulier, lequel n'affecte aucun rapport direct avec le système des voies nerveuses servant à la transmission et à l'exécution des mouvements volontaires.

Les méthodes anatomo-cliniques aussi bien que les méthodes expérimentales confirment une telle conception.

Ch. Bell a signalé le premier la possibilité d'une dissociation entre les mouvements volontaires et les mouvements expressifs de la face dans les paralysies. Puis les observations se succédèrent. Romberg, Gowers, Stromeyer, etc., fournirent des cas de paralysie volontaire, sans paralysie émotive : le sujet ne pouvait, par sa volonté, contracter les muscles d'une moitié de la face, alors que cette moitié conservait toute son expression mimique. Inversement, Pick, Rosenbach, Kirilzew., etc., présentèrent des cas de paralysie émotive sans paralysie volontaire : une moitié de la face demeurait sans aucune expression dans les divers états émotifs, tandis que le malade pouvait, sous l'iufluence de la volonté, contracter les muscles de ce côté, aussi bien que du côté sain.

Nothnagel a jeté la lumière sur ces faits. En comparant les cas jusque-là observés et suivis d'autopsie, il trouva que dans les observations d'hémiplégie capsulaire où l'on avait constaté la conservation des mouvements d'expression en même temps que l'abolition de l'innervation volontaire du facial, le thalamus et la couronne rayonnante qui le relie à la masse des hémisphères n'etaient point touchés. Il crut donc devoir émettre la règle suivante, à savoir que « dans une lésion en foyer avec hémiplégie et paralysie unilatérale du facial, si la motilité volontaire d'une moitié des muscles de la face est perdue, quoique les deux moitiés continuent à prendre également part aux émotions psychiques, on peut admettre que la couche optique, ainsi que ses connexions cérébrales, sont intactes ».

Dans le cas contraire, c'est-à-dire quand l'innervation volontaire de la face étant conservée celle des mouvements d'expression fait défaut, on doit s'attendre à rencontrer une lésion localisée du thalamus ou de sa couronne rayonnante. Si le nombre de pareilles observations est encore peu considérable, et si les autopsies en sont encore plus rares, c'est que la paralysie isolée des mouvements de la mimique passe d'ordinaire inaperçue. On sait d'ailleurs que le même phénomène peut être déterminé par une affection du pont de Varole, sans participation de la couche optique (HUGUENIN).

Les conclusions anatomo-cliniques de Nothnagel ont reçu confirmation expérimentale entre les mains de Bechterew. Les résultats auxquels cet auteur est parvenu peuvent se résumer de la façon suivante :

a) *Excitation des thalami* : Production de mouvements servant à l'expression des émotions et consistant en contractions des muscles de la face et des appareils vocaux. — b) *Destruction des thalami avec conservation des hémisphères cérébraux* : Motilité volontaire conservée. Mais perte des mouvements d'expression des sentiments et des émotions. — c) *Ablation des hémisphères cérébraux avec conservation des thalami* : Perte des mouvements volontaires. Mais conservation des mouvements involontaires d'expression, exécutés, sous l'influence d'excitations périphériques (avec plus de constance et de précision que chez les animaux en possession de leur cerveau). — d) *Ablation des hémis-*

phères cérébraux et des thalami : Les mouvements volontaires aussi-bien que les mouvements involontaires d'expression font défaut. Seules, les excitations douloureuses très intenses provoquent de l'agitation générale et des cris dont la cause doit être cherchée dans les centres du pont de Varole.

Bechterew relève en outre l'importance, pour l'expression émotive, des relations qu'affecte le thalamus avec le corps strié et avec l'insula, relations capables d'expliquer les rapports de la mimique avec la vaso-motricité d'une part et avec le langage verbal d'autre part.

Quoi qu'il en soit, il doit se dégager de l'expérimentation comme de la clinique cette double conclusion, à savoir que : 1° Il existe des voies nerveuses distinctes : *a*) pour les mouvements volontaires ; *b*) pour les mouvements involontaires des sentiments et des émotions ; 2° Les thalami apparaissent comme les centres d'innervation réflexe des différents groupes musculaires servant à l'expression de ces états affectifs.

Nous venons de répondre par les considérations précédentes à la question que nous avons posée tout d'abord. Il y a bien une *fonction de la mimique* puisqu'il existe un appareil spécialement dévolu à l'expression de nos modifications émotives, et le fonctionnement général de cet appareil peut être schématisé de la façon suivante : « L'excitation psychique, née dans les sphères supérieures, irradie du cortex au thalamus ; du centre thalamique, elle repart sous forme d'excitation motrice synergique organisée, pour actionner sur le clavier bulbaire, celles des touches qui, dans la neuro-musculature faciale et laryngée, commandent les réactions mimiques et vocales, adaptées, suivant les lois de l'expression des émotions, à la traduction de tel ou tel mouvement émotif » (Dupré).

B) **Que faut-il entendre par « troubles de la mimique ? ».** — Telle est la seconde question qui s'impose.

Nous venons de voir qu'il y a des centres de la *mimique* comme il existe des centres du *langage*; mais anatomiquement et physiologiquement les premiers ne peuvent être assimilés aux seconds. Ceux-ci appartiennent à la corticalité et fonctionnent comme des adjuvants immédiats des centres psychiques supérieurs. Ceux-là se logent au contraire dans les noyaux basilaires et fonctionnent comme des centres réflexes, encore que ces réflexes appartiennent, si l'on peut dire, à l'aristocratie de l'automatisme. Il n'est donc pas rigoureusement légitime d'assimilier les *dysmimies* aux *dysphasies*, et si le substratum anatomo-physiologique a permis d'isoler nettement les *dysphasies* des *dyslogies* d'une part et des *dysarthries* d'autre part, nous ne nous croyons pas obligé de restreindre et de préciser dans des proportions analogues les *troubles mimiques*. Une pareille rigueur éliminerait justement de notre cadre les anomalies de l'expression les plus fréquemment observées chez les aliénés. Par contre il est aussi défectueux d'élargir outre mesure les limites du sujet, ainsi que le font la plupart des auteurs. Une sélection s'impose, sur laquelle nous voulons insister tout d'abord.

Chez une bonne partie des aliénés, chez ceux qui ont une très grande activité délirante en particulier, la mimique demeure parfaitement normale en tant que fonction, nous voulons dire qu'elle reste adéquate aux émotions qu'elle extériorise et que dans l'extériorisation de ces émotions elle ne présente aucun accroc, aucune irrégularité, aucune anomalie de fonctionnement, en d'autres termes ; elle est très exactement ce qu'elle serait chez un sujet sain *à équivalence d'état d'âme*.

Cette proposition reste vraie, aussi bien par rapport aux *attributs qualitatifs* que par rapport aux *attributs quantitatifs* de la mimique.

Les *attributs qualitatifs* résident dans ce qu'on pourrait appeler le *ton* de l'expression. Or nous trouvons que chez la plupart des aliénés ce *ton* conserve ses dépendances normales, c'est-à-dire qu'il est intimement lié à la *nature* de l'émotion. Dans les émotions agréables (idées de satisfaction, de grandeur, etc...) on voit toujours dominer les gestes en *extension* qui sont en rapport avec « l'affirmation du moi et l'exagération de l'effort pour la vie » ; dans les émotions pénibles (idées de tristesse, d'humilité, etc...) on voit toujours dominer les gestes en *flexion* qui sont en rapport avec « l'atténuation du moi et la diminution de l'effort pour la vie ». La méfiance du persécuté, l'orgueil du mégalomane, la lascivité de l'érotique, le recueillement du mystique, la tristesse du mélancolique, tous ces états d'âme en un mot n'ont pas une expression mimique différente de celle qui traduirait des sentiments analogues chez un sujet normal. Le mystique prosterné, les mains jointes, peut avoir une mimique étrange parce que son geste est déplacé. Mais il n'a pas un trouble de la *fonction mimique* à proprement parler, pas plus qu'il n'a un trouble de la fonction du langage pour raconter qu'il voit la Vierge et les Saints : son attitude et son récit répondent très exactement à tout ce qu'il ressent.

Les *attributs quantitatifs* résident dans le *degré d'intensité* des actes mimiques, dans leur *mode de détermination* qui peut être prompt ou hésitant, dans leur *mode d'exécution* qui peut être bref ou long, dans leur *mode de succession* qui peut être rapide ou lent, dans leur *mode de composition* qui peut être monotone ou varié. Or nous trouvons chez la plupart des aliénés une application rigoureuse de la loi normale. Dans toutes les situations se traduisant par des *modifications dynamogéniques de l'activité mentale*, que ces modifications soient *primitives* (manie et états maniaques) ou *secondaires* (délires à résultante émotive excitante), les modifications *quantitatives* de la mimique se traduisent par l'*exagération de l'amplitude*, la *promptitude de détermination*, la *brièveté d'exécution*, la *rapidité de succession*, la *mobilité et la richesse de composition*. Dans toutes les situations se traduisant par des *modifications inhibitoires de l'activité mentale*, que ces modifications soient *primitives* (mélancolie et états mélancoliques) ou *secondaires* (délires à résultante émotive déprimante), les modifications *quantitatives* de la mimique se traduisent par la *diminution de l'amplitude*, l'*hésitation de détermination*, la *longueur d'exécution*, la *lenteur de succession*, la *monotonie et la pauvreté de composition.* Le maniaque qui « s'échauffe » peut avoir une mimique étrange parce qu'il gesticule à outrance. Mais il n'a pas un trouble de la *fonction mimique,* à proprement parler, pas plus qu'il n'a un trouble de la fonction du langage pour causer à l'excès : sa gesticulation et sa loquacité paraissent adéquates aux états d'âme qu'elles veulent exprimer. Nous en dirons tout autant du mélancolique « prostré ». Son attitude figée n'est pas plus un trouble du geste que son silence n'est un trouble du verbe. Sa mimique aussi bien que son langage reflètent en somme son état d'esprit.

Ainsi, dans tous les cas où les modifications de la mimique résultent directement et rigoureusement des modifications de la vie émotive, on peut dire que la mimique, en tant que fonction, est intacte.

Par contre, nous dirons que la *fonction mimique* est troublée, quand l'expression de la physionomie ou du geste n'est pas adéquate à l'idée ou à l'émotion qui lui correspond, que cette expression soit quantitativement insuffisante ou excessive, ou bien qu'elle soit qualitativement contradictoire ou simplement discordante.

Nous dirons encore que la *fonction mimique* est troublée si l'expression considérée en elle-même est dépourvue d'harmonie et d'homogénéité dans les parties qui la constituent.

Dans le premier cas, la mimique reste défectueuse au point de vue de son *adaptation;* dans le second, elle pèche par son *fonctionnement.*

C) **Comment peut-on classer les « troubles de la**

mimique » chez les aliénés ? — Voilà une question dont on ne s'est guère préoccupé dans les traités généraux où l'on étudie pourtant leurs expressions faciales, leurs gestes et leurs attitudes. Quelque extraordinaire que puisse paraître cette lacune, la plupart des travaux spéciaux sur la *physionomie dans les maladies mentales* ne comportent eux-mêmes aucun essai de classification scientifique.

Il est nécessaire, pour tenter cet essai, d'utiliser les bases anatomiques et physiologiques précédemment exposées.

En partant de ces bases et en tenant compte des restrictions sur lesquelles nous avons insisté, on peut grouper les troubles de l'expression sous deux rubriques principales, suivant qu'ils concernent :

1° L'*expression volontaire ou active* (mimique idéative en rapport avec la vie intellectuelle) ;

2° L'*expression involontaire ou passive* (mimique émotive en rapport avec la vie affective).

Si nous établissons ce départ, ce n'est certes point pour dissocier psychologiquement des facultés qui sont au contraire unies par d'inextricables liens. Dans toutes nos opérations psychiques, les facultés affectives et idéatives se confondent plus ou moins. Nous croyons même qu'il n'y a pas d'activité intellectuelle sans participation de la vie affective, qu'en d'autres termes il n'y a pas d'idée, quelque abstraite soit-elle, sans concomitant émotionnel.

Néanmoins, et suivant toutes les apparences, il est des opérations dans lesquelles l'intervention de la sphère idéative est au minimum : ce sont les plus simples, les plus rudimentaires ; ce sont celles aussi qui nous apparaissent comme une manifestation passive de notre existence, indépendamment de toute détermination spontanée, de toute création. Il est au contraire des opérations dans lesquelles l'intervention de la sphère idéative est au maximum : ce sont les plus complexes, les plus différenciées ; ce sont celles aussi qui nous apparaissent comme un témoignage actif de la vie mentale, comme le résultat d'une détermination spontanée, d'une création personnelle en un mot.

A ces deux modes d'activité correspondent deux modes d'extériorisation bien distincts dans leur appareil et leur fonctionnement. Quand on observe par exemple un dégustateur qui fait la grimace sous l'impression d'un breuvage amer, et quand on considère ensuite un orateur soulignant chacune de ses paroles d'un geste affirmatif de la main, il semble qu'il y ait d'une part une *mimique émotive* faite de réactions automatiques dont l'éclosion est intimement liée aux modifications affectives de l'individu, et d'autre part une *mimique idéative* faite de mouvements intentionnels qui servent à l'expression de la pensée.

La *mimique émotive* est essentiellement *passive* et *involontaire*. Une sensation de douleur, un sentiment de frayeur, se traduisent par des *mouvements instinctifs* à peu près invariables pour une émotion donnée, mouvements que le « moi » ne commande pas, que la volonté ne peut même pas réfréner, et qu'une escorte habituelle de phénomènes purement réflexes (vaso-motricité, sécrétion, horripilation, etc.) marque au sceau d'une sorte de fatalité biologique. Cette mimique est d'origine primitive ; elle a précédé le langage tant au point de vue ontogénique que philogénique, et, long-temps avant l'apparition des *centres corticaux* de l'expression verbale, elle s'est assurée une existence propre et un fonctionnement indépendant dont le substratum est localisé dans des centres *sous-corticaux.*

La *mimique idéative* est essentiellement *active* et *volontaire.* Un orateur peut accompagner sa pensée de *mouvements démonstratifs* extrêmement variables, mouvements que le « moi » commande, et que la volonté peut toujours réfréner. Cette mimique est d'acquisition secondaire ; elle s'est développée comme le langage, avec l'apparition des centres corticaux de l'expression verbale ; elle n'a pas d'autre substratum que celui des voies d'associations idéo-motrices, et les lois qui la régissent ne sont pas autres que celles du mouvement volontaire en général.

. La distinction des deux mimiques est tellement fondée que si le fonctionnement de la seconde se substitue au fonctionnement de la première pour arriver au même but, la différence des résultats obtenus traduit immédiatement la différence des appareils producteurs. L'homme qui rit par ses centres psychiques, n'est pas l'homme qui rit par son thalamus. Le premier fait tout par lui-même et c'est pour cela qu'il travaille avec maladresse ; le second ne fait rien que de subir, et la fatalité de la fonction qui travaille en ses lieu et place réussit au maximum ce qu'elle entreprend. Savoir distinguer par les signes extérieurs le premier du second, c'est tout l'art de dépister la simulation.

I. Les troubles de la *mimique volontaire* ou *idéative* sont attribuables à des perturbations associatives portant sur les liens qui unissent normalement la pensée à l'expression motrice qui lui est adéquate.

A) Parfois l'adaptation de l'expression motrice à l'idée nous apparaît comme nettement *vicieuse* :

a) Tantôt, le malade est en quelque sorte amnésique du geste. Il est incapable d'exprimer une idée par le symbole moteur qui lui correspond, ou bien il emploie involontairement pour exprimer cette idée un symbole moteur qui ne lui correspond pas (*Apraxie*).

b) Tantôt le sujet traduit ses idées par une mimique déformée dans un sens déterminé et dont l'aspect revêt un caractère spécial : le plus souvent, c'est une affectation prétentieuse et outrée, ou bien encore c'est une minauderie puérile qui pourrait faire songer à une sorte de régression infantile (*Hypermimie de suppléance ; maniérisme ; puérilisme*).

B) D'autres fois l'adaptation du geste à l'idée ne peut pas être considérée comme vicieuse, mais elle est *conventionnelle*. Nous voulons exprimer par là que les rapports du geste à l'idée n'ont de signification que pour le sujet lui-même. Quant au spectateur, s'il n'est pas antérieurement prévenu de l'idée en elle-même et du lien idéo-moteur qui la rattache au mouvement, ce mouvement lui apparaît comme une sorte de barbarisme sans aucune signification. C'est ainsi que d'anciens persécutés ont l'habitude d'adapter à une idée de défense, de conjuration ou d'exorcisme, des gestes cabalistiques, comme ils adaptent à cette même idée un signe hiéroglyphique ou un néologisme verbal ; autant d'expressions qui tout en ayant leur adaptation, resteraient énigmatiques pour nous-mêmes, si nous ne connaissions le délire et les antécédents du malade (*Néologismes mimiques*).

C) Il est enfin des cas où l'adaptation du geste à l'idée fait *défaut,* le psychisme supérieur refusant son contrôle à l'activité motrice qui s'exerce automatiquement :

a) Tantôt on constate une répétition incessante de certains jeux de physionomie ou de certains gestes qui se reproduisent perpétuellement sans raison et sans but. Bien souvent d'ailleurs ces gestes ont une genèse, ils ont une histoire ; ils ont été adaptés à l'idée dans le passé. Avec l'affaiblissement intellectuel progressif, l'idée a disparu, et le geste a continué à s'effectuer vide de contenu, d'une façon machinale (*Stéréotypie*).

b) Tantôt on observe une imitation impulsive des gestes d'autrui, imitation qui se réalise d'une manière immédiate avec la brusquerie et la promptitude d'une activité réflexe, sans aucune intervention inhibitoire de la part de la volonté (*Echokinésie*).

II. Les troubles de la *mimique involontaire* ou *émotive* comprennent comme les précédents des troubles d'*adaptation*. Mais nous pouvons découvrir également des troubles d'ordre plus physiologique que psychologique, intéressant le noyau basilaire dont nous connaissons la destination spéciale par rapport à la psycho-réflectivité de l'émotion : ce sont des troubles de *fonctionnement*.

1° Les *troubles d'adaptation* ont leur origine dans

une véritable perturbation des *associations idéo-affectives*. Il y a *incongruance* apparente entre l'expression émotive du sujet et la qualité émotionnelle de sa situation. Tantôt cette expression est franchement paradoxale, contradictoire ; tantôt elle est simplement discordante ou injustifiée. Par exemple il n'est pas naturel avec une émotion agréable d'avoir une expression triste ou avec une émotion triste d'avoir une expression gaie ou même indifférente. De pareilles modifications de l'expression émotive ont été particulièrement bien étudiées, ces années passées, dans le cadre de la démence précoce (*Paramimie*).

2° Les *troubles de fonctionnement* reconnaissent pour cause une altération de l'appareil spécialement affecté à l'organisation de l'expression émotive. Nous voulons parler du thalamus et des liens qui l'unissent aux centres corticaux d'une part et aux centres bulbo-spinaux d'autre part.

A) Dans un premier groupe de faits, l'*inhibition* fait défaut. Les centres thalamiques sont directement excités par une lésion irritative, ou bien ils ont perdu leurs relations corticales par une lésion destructive de leur couronne rayonnante. L'action inhibitrice du cerveau ne pouvant plus s'exercer, ces centres fonctionnent sans frein. Les rires et les pleurs intempestifs des malades affaiblis par un ramollissement aussi bien que les rires et les pleurs qui se produisent au cours de certaines hémiplégies capsulaires, relèvent d'une telle pathogénie (*spasmodicité de la mimique*).

B) Dans un deuxième groupe de faits, c'est le *dynamogénisme* qui est en difficience. Le thalamus a perdu son autorité coordinatrice sur les centres inférieurs d'exécution et l'appareil neuro-musculaire qu'il tient sous sa dépendance ne fonctionne plus qu'imparfaitement. Cette invalidité peut d'ailleurs se traduire de maintes façons différentes. Il peut arriver que les muscles qui doivent entrer en jeu pour l'expression d'une émotion fonctionnent faiblement et maladroitement ou bien encore d'une façon successive avec un défaut plus ou moins marqué de synergie. Généralement, c'est un muscle associé à une expression qui n'entre pas en jeu quand il le faudrait, ou bien c'est un muscle étranger qui entre en jeu quand il ne le faudrait pas. Les deux processus peuvent être associés d'ailleurs, et des muscles à jeux expressifs opposés peuvent entrer en action simultanément. A côté de ces troubles *asynergiques* par défaut, excès ou substitution, on pourrait réserver une place aux troubles *asymétriques* dont le point de départ est dans une insuffisance fonctionnelle congénitale de tout un côté du corps. Ces cas de « latéralisme » appartiennent d'ailleurs aux dégénérés; ils ne sont donc pas incompatibles avec les troubles précédents qui sont l'apanage habituel de l'affaiblissement démentiel. Quoi qu'il en soit, de ces différentes modifications, il résulte des expressions équivoques, incertaines, avortées, qui pèchent par l'ensemble et par l'harmonie (*dissociation de la mimique*).

Le tableau suivant résume les notions que nous venons d'exposer :

I. — TROUBLES DE LA MIMIQUE VOLONTAIRE OU IDÉATIVE.

Trouble des associations idéo-motrices.

- A) *Par adaptation vicieuse.*
  - a) *Apraxie.*
  - b) *Hypermimie de suppléance.*
  - c) *Maniérisme et puérilisme.*
- B) *Par adaptation conventionnelle.*
  - *Néologismes mimiques.*
- C) *Par défaut d'adaptation.*
  - a) *Stéréotypie.*
  - b) *Echokinésie.*

II. — TROUBLES DE LA MIMIQUE INVOLONTAIRE OU ÉMOTIVE.

1° *Trouble des associations idéo-affectives.*
- *Par incongruance.*
  - *Paramimie.*

2° *Trouble de la psycho-réflectivité.*
- A) *Par défaut d'inhibition.*
  - *Mimiques spasmodiques.*
- B) *Par défaut de dynamogénisme.*
  - *Mimiques dissociées.*

CHAPITRE II

LES MODALITÉS DE L'EXPRESSION MIMIQUE

Dans notre *essai de classification*, nous avons dit que chez un grand nombre d'aliénés, la mimique demeure *parfaitement normale en tant que fonction*, c'est-à-dire qu'elle reste adéquate aux idées ou aux émotions qu'elle extériorise. Nous allons nous en convaincre en l'envisageant dans ses différentes modalités.

I. — MODALITÉS BASÉES SUR LES ATTRIBUTS QUALITATIFS

Dans la plupart des cas, les *attributs qualitatifs* de la mimique conservent leurs dépendances psychologiques c'est-à-dire qu'ils sont intimement liés à la *nature de l'émotion ou de l'idée*.

On peut le constater en étudiant les réactions mimiques au cours des *délires*.

A) Dans les délires s'accompagnant d'*émotions agréables*, dominent les gestes en *extension* qui sont en rapport avec « l'affirmation du moi et l'exagération de l'effort par la vie ».

Les *délires euphoriques* où domine la satisfaction de soi-même en fournissent le parfait exemple.

Il en est de même des *délires érotiques* et des *délires de grandeur*.

Dans le *délire érotique*, la physionomie prend fréquemment un caractère de lubricité. Les sourcils sont élevés et forment une courbe à convexité supérieure. Les ailes du nez sont entraînées en haut et en avant ; des rides obliques se creusent sur ses faces latérales. Le sillon naso-labial et la lèvre supérieure sont relevés.

Dans le *délire des grandeurs*, le malade marche le corps droit, la tête haute, et porte sur son visage un air de défi. Toutefois l'orgueil comprend un double sentiment : le contentement de soi-même et le mépris d'autrui. On pourra donc découvrir parfois des expressions mitigées participant à différents degrés de ces deux sentiments. C'est ainsi que les triangulaires des lèvres peuvent abaisser les extrémités de la fente buccale, tandis que les muscles de la houppe élèvent légèrement le menton, ce qui ajoute à l'ensemble une nuance de dédain.

B) Dans les délires s'accompagnant d'*émotions pénibles*, dominent les gestes en *flexion* qui sont en rapport avec « l'atténuation du moi et la diminution de l'effort pour la vie ».

Les *délires mélancoliques* sous leurs différents aspects en sont les prototypes, et la mimique de la douleur s'y dépeint avec ses caractères habituels.

L'*expression douloureuse* peut se traduire de maintes façons différentes :

Mme T... présente tous les caractères extérieurs de la *désolation*. La lèvre supérieure est élevée à sa partie moyenne, et le sillon naso-labial prend une forme courbe à concavité interne. Il se produit une forte occlusion de l'orifice palpébral accompagnée de rides qui rayonnent de l'angle externe de l'œil pour aller s'irradier dans la région temporale. Les membres supérieurs sont portés en avant avec pronation exagérée de l'avant-bras; les mains en extension forcée tournent leur face palmaire en avant ; les doigts de l'une se placent dans les intervalles qui séparent les doigts de l'autre, et le sujet semble « se tordre de douleur ». Parfois, les avant-bras étant fléchis et en demi-pronation, les mains sont portées au-devant de la poitrine et les doigts convulsivement fléchis sont appliqués sur cette dernière comme pour la déchirer.

Chez Mme J... au contraire, la mimique est plutôt celle de la *résignation* et de *l'impuissance*, de la *lassitude* et de *l'accablement*. La tête qui semble trop lourde est inclinée en avant sur le tronc. Les paupières sont abaissées. Les membres supérieurs sont dans l'attitude indifférente, c'est-à-dire qu'ils sont pendants le long du corps, les avant-bras en légère pronation. Si le sujet est assis, ils demeurent en flexion et la paume des mains repose à plat sur les genoux. La malade maintient souvent ses mains dans l'attitude qu'elles auraient si elles étaient enchaînées. Elle est extrêmement sobre de gestes : elle se borne à écarter les bras de l'axe du corps avec une signification de doute ou de découragement ; fréquemment aussi, elle passe la main sur son front comme pour effacer de sa mémoire un souvenir douloureux.

Ce que nous venons de dire des délires à *émotions agréables* et des délires à *émotions pénibles*, on peut le dire de tous les *délires plus ou moins systématisés*.

C'est ainsi que les *mystiques* présenteront successivement la mimique de *l'enthousiasme* et du *recueillement* ; les *persécutés* traduiront alternativement dans les expressions de leur physionomie et de leurs gestes, la *peur*, là *colère*, la *méfiance* ou l'*abattement*.

Nous ne croyons pas utile de multiplier les exemples.

II. — MODALITÉS BASÉES SUR LES ATTRIBUTS QUANTITATIFS

La plupart du temps, les *attributs quantitatifs* de la mimique, eux aussi, conservent leurs dépendances psychologiques, c'est-à-dire que leurs variations dépendent des *modifications dynamogéniques ou inhibitoires de l'activité mentale*, de la même façon que chez l'homme sain d'esprit.

On peut le constater en étudiant les réactions mimiques au cours des *états d'excitation et de dépression*.

1° HYPERMIMIE

Dans toutes les affections répondant à des *modifications dynamogéniques* de l'activité mentale, les modifications correspondantes de la mimique se traduisent par l'*exagération de l'amplitude*, la *promptitude de détermination*, la *brièveté d'exécution*, la *rapidité de succession*, la *mobilité et la richesse de composition*.

Or ces *modifications dynamogéniques* peuvent se présenter dans deux cas :

a) Dans un premier groupe de faits, elles peuvent être dites *primitives* ou *essentielles*. Nous voulons exprimer par là qu'elles sont en rapport avec des *états cénesthésiques sans aucun caractère de représentation*. C'est le cas de *la manie* et des *états maniaques* :

(*manie des intermittents et des circulaires ; états maniaques symptomatiques de la paralysie générale ou de l'alcoolisme*).

b) Dans un deuxième groupe de faits, elles peuvent être dites *secondaires* ou *relatives*. Nous voulons exprimer par là qu'elles sont dues à des *émotions ayant un caractère de représentation*. C'est le cas des *délirés dont la nuance émotive est excitante* (*idées de satisfaction et de grandeur; parfois idées érotiques, mystiques, de persécution ou de défense au cours des délires en général*).

L'amplitude, la vivacité et la mobilité de la mimique s'exagèrent d'une façon manifeste chez l'homme sain, sous l'influence d'un état cenesthésique agréable et à l'occasion de toutes les émotions dont la résultante est dynamogénique. Les jeux de physionomie, les gestes, les attitudes, se déroulent alors avec une volubilité inaccoutumée, les intervalles qui séparent les actes mimiques sont singulièrement raccourcis, et l'on dit d'un tel individu qu'il est « exubérant ». Il semble même qu'un besoin naturel le pousse à entraîner dans l'expression de cette exubérance les personnes et les choses qui l'entourent : il est souvent conduit à faire danser les premières et à déplacer les secondes.

Les malades qui présentent de l'*agitation maniaque* ne font qu'exagérer les tendances qui précèdent. Ils sont en effet dans un état d'excitation générale auquel participent toutes les facultés. Leurs idées se pressent et s'associent avec une dextérité remarquable ; leur mémoire exaltée réveille en eux une succession prodigieuse de représentations qui passent en courant ; leur imagination décuplée met au jour, sans mesure ni réserve, les conceptions les plus fantastiques et les plus étranges. Leur langage témoigne d'une façon frappante de ce tumulte de l'intelligence : ils parlent avec volubilité sans prendre le temps de respirer, sans écouter les questions posées auxquelles le torrent vertigineux de leur discours ne s'accroche qu'accidentellement, au hasard d'un calembour ou d'une assonance ; ils parlent jour et nuit, toujours plus vite, comme s'ils avaient peur de ne pouvoir exprimer tout ce qu'ils ont à dire.

Ce flot de paroles n'est pas seul à traduire les modifications dynamogéniques dont leurs facultés mentales subissent l'influence bouleversante et désordonnée ; il s'y joint un flot de gestes, une extraordinaire mobilité de la physionomie. La logorrhée, la polyphrasie s'accompagnent chez eux d'une véritable *mimorrhée*, d'une véritable *polypraxie*.

Il arrive parfois que ces malades ne peuvent exprimer toute la série de leurs idées, tellement la succession en est tumultueuse. Alors, leur langage ne pouvant suivre cette course effrénée des représentations mentales devient elliptique, ou bien leur discours sans rien perdre de son allure paraît décousu. En vertu de son accélération même, il procède par bonds, passe sur les liaisons ; le malade bredouille, mange certaines syllabes, escamote certains mots. Aussi bien peut-on dire qu'il escamote souvent sa mimique. Il commence un geste qu'il finit à peine ; on croit qu'il pose un objet, mais déjà il le ressaisit avant que de l'avoir quitté ; son visage prend une expression dure, il fronce le sourcil, grince des dents, et voici que son courroux s'effondre en un éclat de rire. Tel est souvent l'afflux des idées que les sentiments correspondants ne viennent se peindre sur les traits que sous forme d'indices fugaces. La rapidité des changements d'humeur fait que les muscles sont incapables de marcher du même pas.

Quoi qu'il en soit, la mobilité et la variabilité de la mimique est un trait à peu près constant chez l'*excité maniaque* qui offre une succession kaléidoscopique d'expressions les plus disparates et même les plus opposées. Prenant successivement l'attitude et la physionomie de quelqu'un qui adore ou qui hait, qui se réjouit ou qui se désespère, qui prie ou qui ordonne, le malade est alternativement aimable et sévère, accueillant et courroucé. Les interruptions sans achèvement du geste ébauché, le décousu de l'expression mimique en un mot, tout cela lui donne un aspect très particulier qui peut induire en erreur un œil mal prévenu. En effet, la physionomie et les actes peuvent revêtir en pareil cas une apparence de confusion, sinon un caractère d'incohérence. Mais qu'on ne s'y trompe pas ! La mimique ne paraît confuse que parce qu'elle est obligée d'esquiver toute pose, toute liaison retardante, pour suivre à la course la succession des états qu'elle veut exprimer. Cette pseudo-confusion de l'expression et du geste traduit en réalité l'éréthisme des facultés, non point leur inhibition.

De telles modifications de la mimique ne sont pas seulement favorisées par les influences dynamogéniques que subissent les facultés élémentaires de l'imagination, de la mémoire et de l'association des idées, dans les états *d'excitation maniaque* proprement dits, chez les *circulaires* ou les *intermittents* par exemple. D'autres facteurs peuvent concourir à augmenter l'abondance et la rapidité de la mimique, pour peu qu'ils déterminent cette impression générale et indéfinissable de bien-être qu'on appelle *l'euphorie.*

On sait quelle influence exerce sur le langage une disposition d'esprit favorable. Les gens de bonne humeur, comme l'on dit, parlent avec complaisance, se montrent expansifs souvent à outrance, et parce qu'ils se sentent dispos, répandent sur leur entourage comme une projection de cette pléthore de bonheur dont ils débordent. Or cette projection au dehors n'est pas faite. seulement de beaux discours, elle est escortée d'une mimique non moins tapageuse.

Dans l'*ivresse commençante* on dit que le buveur « s'echauffe », on dit aussi que son visage « s'anime »et l'on n'exprime pas simplement par là que son nez et ses joues se colorent ou que sa peau ruisselle : c'est l'abondance de ses gestes et l'activité de son regard qu'on veut désigner surtout.

Dans la *paralysie générale au début*, le malade ne dépense pas en simples paroles son grenier de promesses et de projets ; il est exubérant de gestes aussi bien que de mots. C'est un homme heureux de vivre, et la prodigalité de sa mimique ne contribue pas moins que l'abondance de son verbe à fixer les apparences de sa sympathique bonhomie.

La mimique excessive du *maniaque* comme celle de l'excitation *ébrieuse* ou *paralytique* n'est pas toujours en rapport avec une succession rapide d'émotions variées. Elle n'a certainement pas, dans son intégralité, un équivalent idéo-émotionnel qui répondrait d'une manière adéquate dans la conscience, à tous les gestes, à tous les jeux de physionomie qui s'extériorisent. Il est probable au contraire que si certains actes mimiques correspondent bien à des représentations mentales, la plupart relèvent d'une agitation instinctive et irrésistible, et se meuvent « à vide », si l'on peut dire. Il faut admettre par conséquent des modifications hypersthéniques des centres moteurs, indépendamment de tout stimulus idéo-émotionnel, ou tout au moins un état d'excitabilité exagérée de ces centres, permettant aux plus légères impressions de produire une réaction considérable. C'est à cette deuxième opinion que s'arrête Mendel, et nous la trouvons suffisamment explicative pour ne pas recourir à l'interprétation de Meynert qui fait intervenir des hallucinations du sens musculaire ou mieux encore un état hallucinatoire des centres sensorio-moteurs présidant à la représentation mentale des mouvements.

Nous allons voir par contre les modalités dynamogéniques de la mimique répondre à un contenu émotionnel intégral, au cours des délires proprement dits.

Les modifications émotionnelles que nous subissons à l'état normal sous l'influence de certaines idées, réagissent, à n'en pas douter, sur la promptitude et la rapidité de nos expressions mimiques. Un événement heureux rend bavard les plus taciturnes, mais il mobilise également les visages les plus apathiques. Certaines émotions pénibles ne sont pas moins faites pour nous animer, et, dans le débordement de la colère, la débâcle de mots injurieux ne va guère sans l'intempérance des gestes. A plus forte raison, les émotions vives de certains délires peuvent-elles avoir sur la mimique une influence dynamogénique qui s'exagère d'une façon marquée lors des épisodes passionnels développés par les phénomènes hallucinatoires. Tout l'être moral participe en effet à l'exaltation de la sphère affective, et cette exaltation est essentiellement dynamogénique pour l'ensemble des facultés, à condition qu'elle soit modérée. Nous verrons au contraire, quand nous parlerons de la stupeur et de l'extase, que l'exaltation de la sphère affective peut amener l'inhibition intellectuelle et volitionnelle, lorsqu'elle se trouve conduite jusqu'à ses dernières limites. La résultante d'un pareil état de choses n'est plus alors l'*hypermimie* : c'est au contraire *l'amimie*.

Au reste, il faut le reconnaître, les troubles élémentaires que nous avons considérés comme susceptibles de déterminer les modalités dynamogéniques de l'activité mimique sont souvent unis chez un même sujet et s'entretiennent mutuellement dans un assez grand nombre de cas.

Le *maniaque* est hypermimique en vertu de l'excitation de ses facultés intellectuelles qui constitue chez lui le trait dominant, mais son bilan cenesthésique est certainement surélevé, et sa sphère affective n'est pas à l'abri des modifications que peuvent lui imprimer certaines idées délirantes d'ailleurs fugaces et sans fixité.

Le *paralytique général* est hypermimique à la faveur de son euphorie, mais cette euphorie elle-même, n'a-t-elle pas ses racines profondes dans l'excitation apparente des facultés générales de l'esprit ? Et puis ce paralytique est-il exempt d'émotions bien objectivées ? Non, sans doute, puisqu'il a droit au délire et qu'il peut être halluciné.

Enfin le *délirant mégalomaniaque* ou *persécuté* peut s'émouvoir de son délire au point d'être hypermimique. Mais ne peut-on pas soutenir que cette émotion même, tout en agissant d'une façon directe sur la *forme* et *l'intensité* de l'expression mimique, n'agit sur ses qualités de *promptitude* et de *rapidité* que par l'excitation concomitante de la sphère intellectuelle ? On sait en effet que cette excitation ne manque jamais de se produire, à moins que l'intensité même de la source émotive n'ait au contraire pour conséquence l'épuisement. Il semble donc qu'il y ait un lien plus ou moins inextricable entre les divers éléments dont nous essayons de scinder la psychologie.

Ce qu'il faut retenir, c'est que les *modalités dynamogéniques* de l'expression mimique se rencontrent dans tous les états qui s'accompagnent d'*excitation de l'activité intellectuelle et cenesthésique, ou de modifications émotionnelles à nuance excitante lorsque l'intensité de ces modifications ne dépasse pas une certaine mesure.*

HYPERMIMIE HYPOMIMIQUE

Dans certains cas, l'*hypermimie* n'a pas la pureté d'expression que nous avons rencontrée dans l'excitation maniaque idiopathique ou symptomatique : elle ne possède pas au complet tous ses éléments, et par quelques-uns d'entre eux elle participe même aux caractères de l'*hypomimie*.

L'expression d' « hypermimie hypomimique » encore que paradoxale, nous semble rendre assez bien cette modalité mitigée dont nous trouverons des exemples en comparant à l'excitation maniaque l'agitation des états de *confusion*, de *catatonie* et de *mélancolie anxieuse*.

Qu'à côté du *maniaque* on place un malade présentant les caractères de la *confusion agitée*, de cette confusion qui fait escorte à certains *délires hallucinatoires d'origine toxique* par exemple. Tous deux s'animent, et gesticulent à outrance. Mais voyez les gestes du second : la rapidité de leur succession n'exclut en rien l'hésitation, l'incertitude, la contradiction de chacun d'eux; la promptitude de leur forme n'est nullement sous la dépendance d'une résolution franche et facile, c'est une promptitude faite de brusquerie aveugle et de précipitation impulsive, c'est quelque chose comme un déclanchement. L'activité mimique du confus dit plus d'égarement que d'enthousiasme ; elle tergiverse, elle louvoie, elle court à tâtons dans le dédale que lui imposent les conflits sans nombre de la réalité et du rêve, plutôt qu'elle ne se dépense avec fougue au service d'un besoin d'extériorisation et de mouvement.

Chez l'*agité catatonique*, le même acte est effectué sans trêve, le même geste est exécuté à satiété. Cet état tranche singulièrement avec la richesse d'expression de l'*agité maniaque*. Chez ce dernier, les éléments de la pensée, bien que manquant de coordination, restent du moins nombreux et variés. C'est un remous perpétuel d'images qui se présentent en foules et s'associent, au hasard il est vrai, mais avec une dextérité remarquable; c'est un luxe inoui dans les gestes, un défilé inépuisable de mouvements divers. Chez le *maniaque*, l'excitation motrice est, dans une certaine limite tout au moins, la traduction directe d'une excitation intellectuelle; elle ne fait le plus souvent qu'extérioriser l'exaltation des facultés idéatives, sensitives et volitionnelles du sujet. Chez le *catatonique* au contraire, l'excitation motrice se traduit en dehors de l'activité intellectuelle, et en quelque sorte pour son propre compte; elle n'est nullement le reflet de cette activité. Le divorce entre l'acte et l'idée apparaît avec évidence dans toutes les manifestations de cette agitation aveugle. En résumé, tandis que le *maniaque* se signale par la variété incessante et la richesse de son activité motrice laquelle est l'expression plus ou moins adéquate de son activité intellectuelle, l'agité *catatonique* se reconnaît à la monotonie et à la répétition des mêmes mouvements effectués sans rapport avec un substratum d'hyperactivité idéative. C'est qu'il existe derrière son agitation et en dépit de son activité apparente, un profond engourdissement cérébral.

L'agitation du *mélancolique anxieux*, elle aussi, est toute différente de l'*agitation maniaque* et n'affecte avec elle que des ressemblances de surface. Tandis que dans l'*agitation maniaque* les actes mimiques ont une ampleur et une aisance remarquables, dans l'*agitation de la mélancolie anxieuse* au contraire ils sont marqués d'une petitesse, d'une gaucherie, d'une incertitude qui n'échappent guère à l'observateur. D'autre part, dans l'*agitation maniaque*, les actes mimiques ne sont pas seulement nombreux, mais variés ; dans l'*agitation mélancolique*, ils sont encore nombreux mais beaucoup plus restreints dans leur variété, plus uniformes, plus monotones, s'accomplissant en un mot dans une seule direction comme pour traduire des idées ou des sentiments qui ne changent pas. C'est qu'ici, le fonds d'activité mentale se trouve inhibé, et pourtant des poussées dynamogéniques se produisent sous l'influence de sources émotives passagères (idées délirantes intenses ou hallucinations vives). La résultante psychomotrice se trouve donc à la fois sollicitée par un stimulus émotionnel puissant, et livrée à l'incapacité des facultés associatives supérieures en même temps qu'à une aboulie plus ou moins marquée des facultés de détermination. Elle participe à la fois de la dynamogénèse et de l'inhibition. Rien d'étonnant dès lors que l'activité mimique participe de l'hypermimie par certains caractères et de l'hypomimie par d'autres.

En résumé, la *diminution de l'amplitude*, l'*hésitation de détermination*, la *monotonie et la pauvreté de composition* se mêlent à la *brièveté d'exécution* et à la *rapidité de succession* pour constituer une mimique de modalité mitigée, dans les *états psychopathiques au cours desquels des modifications dynamogéniques se greffent sur un fonds d'inhibition.*

Cette mimique participe à la fois de l'*hypermimie* et de l'*hypomimie.*

2° HYPOMIMIE

Dans toutes les affections répondant à des *modifications inhibitoires* de l'activité mentale, les modifications correspondantes de la mimique se traduisent par la *diminution de l'amplitude,* l'*hésitation de détermination,* la *longueur d'exécution,* la *lenteur de succession,* la *monotonie et la pauvreté de composition.*

Or, ces *modifications inhibitoires* peuvent se présenter dans deux circonstances :

a) Dans un premier groupe de faits, elles sont *primitives,* c'est-à-dire en rapport avec des *états cenesthésiques sans caractère de représentation,* comme dans certains cas de *mélancolie simple à forme dépressive.*

b) Dans un deuxième groupe de faits, elles sont *secondaires,* c'est-à-dire sous la dépendance d'*émotions ayant un caractère de représentation,* comme dans les *délires dont la nuance émotive est déprimante,* dans les *délires d'humilité* par exemple.

L'amplitude, la vivacité et la mobilité de la mimique s'atténuent d'une manière notable chez l'homme sain, sous l'influence d'un état cenesthésique pénible et à l'occasion de toutes les émotions dont la résultante est inhibitrice pour l'activité mentale. Les jeux de la physionomie, les gestes, les attitudes se déroulent alors avec une lenteur inaccoutumée ; les intervalles qui séparent les actes mimiques ont une tendance à s'exagérer, et il faut une excitation intense pour stimuler cette activité figée.

Les malades atteints de *dépression mélancolique* présentent au plus haut degré les caractères précédents.

En effet, il existe chez eux une extrême difficulté dans l'exercice de toutes les fonctions intellectuelles. Leurs opérations psychiques se trouvent entravées, leurs idées n'ont plus leur netteté habituelle et les choses du dehors ne leur apparaissent plus sous le même jour qu'autrefois. Leur langage traduit à n'en pas douter un ralentissement de la pensée. Interrogés, ils répondent à peine ; ils s'expriment d'une façon pénible et traînante, s'arrêtant à chaque phrase et ne reprenant leur discours que sur les instigations répétées de celui qui les examine. Cette difficulté de l'expression verbale s'accompagne de modifications non moins évidentes de la physionomie et du geste. La lenteur et l'hésitation des actes mimiques traduisent également la lenteur et l'hésitation du travail mental. Leur incertitude est sous la dépendance de ce défaut de synthèse et de cette aboulie qui empêchent le malade de comprendre et d'apprécier nettement ce qu'il entend ou ce qu'il voit. On la retrouve dans la manière dont il s'exprime verbalement, lorsqu'il accompagne toutes ses phrases des mots « je crois... il me semble, etc. ».

Dans les cas où la dépression est à peine marquée, les actes mimiques ne sont que ralentis ; les jeux de la physionomie sont plus rares, le geste est plus nonchalant. Dans les cas où la dépression est plus accentuée, ces modifications poussées à leurs dernières limites conduisent comme nous le verrons tout à l'heure à une absence à peu près complète de mimique, à une véritable *amimie*.

De telles modalités ne sont pas seulement favorisées par les influences inhibitoires que subissent les facultés élémentaires de l'esprit dans la *dépression mélancolique*. D'autres facteurs peuvent diminuer l'abondance et la rapidité de la mimique : les *états catatoniques* par exemple.

Chez le catatonique il existe une sorte d'engourdissement psycho-moteur, une difficulté particulière du changement qui, à un degré plus marqué, aboutit à la conservation des attitudes et à la répétition constante des mêmes gestes. La persistance et la durée anormale de l'attitude du geste et de l'expression physionomique se rencontrent chez lui avec une fréquence sans égale. On peut dire qu'il a surtout des troubles de la « mise en train », d'où il résulte que non seulement les actes mimiques se prolongent au delà de la normale, mais encore leur éclosion est marquée par une hésitation et une incertitude très caractéristiques. Le phénomène est donc ici plus complexe que chez certains paralytiques généraux par exemple dont l'acte mimique dure parfois beaucoup plus longtemps que ne le comporte sa cause, tout en apparaissant avec une promptitude qui ne laisse rien à désirer. La même distinction le sépare de ce qu'on peut observer chez les imbéciles dont les mouvements d'expression, les rires et les pleurs en particulier, apparaissent sans difficulté, mais restent en quelque sorte figés dans la suite, et comme stéréotypés sur le visage, avant de s'effacer définitivement.

Cette façon d'équation personnelle ou de temps de réaction si l'on veut, entre le sentiment et sa traduction mimique, peut être mise en évidence à quelque degré dans la plupart des états morbides où l'activité mentale est ralentie, c'est-à-dire dans les états de *confusion* en général.

Mais cet élément confusionnel n'est pas indispensable, comme nous allons le voir.

Les modifications émotionnelles que nous éprouvons à l'état normal peuvent avoir leur répercussion sur la lenteur et l'hésitation de nos actes mimiques, de même qu'on les a vu retentir tout à l'heure sur la promptitude et la rapidité de ces mêmes actes. Sous l'influence d'idées tristes, nous perdons toute envie de parler, mais nous perdons aussi toute envie d'agir. Des expressions courantes traduisent cette inhibition : « Les bras m'en tombent... il fut cloué sur place, etc... ». Les émotions intenses de certains délires peuvent à plus forte raison provoquer une hypomimie qui traduira cette influence paralysante qu'exerce en pareil cas l'excitation de la sphère affective.

Au reste, nous pourrions répéter ici ce que nous disions tout à l'heure en parlant des origines de l'hypermimie, et faire observer que les troubles élémentaires susceptibles de déterminer les modalités inhibitoires de l'activité mimique sont souvent unis chez un même sujet et s'entretiennent mutuellement.

Ce qu'il importe de savoir, c'est que ces *modalités*

inhibitoires se rencontrent *dans tous les états qui s'accompagnent du ralentissement de l'activité intellectuelle et cenesthésique, ou de modifications émotionnelles à nuance déprimante*, ce qui est tout un quant au résultat.

AMIMIE

Chez certains malades, la lenteur et l'hésitation des actes mimiques peuvent aller jusqu'à la suspension complète de tout geste. Le sujet demeure immobile et comme insensible à tout ce qui l'entoure. Cette suspension de la mimique peut être désignée sous le nom d'*amimie*.

L'*amimie* peut d'ailleurs se présenter sous deux formes :

Dans la forme *hypersthénique*, il y a contraction musculaire permanente déterminant une expression fixe ;

Dans la forme *asthénique* au contraire, il y a résolution complète des muscles qui n'expriment plus aucune émotion.

Ces deux aspects traduisent l'absence de communication entre le malade et le monde extérieur, mais par des mécanismes différents : ici il y a arrêt de toute activité de la pensée, tandis que là il y a polarisation de cette activité dans une direction donnée.

a) Le type de l'*amimie hypersthénique* nous est fourni par certains cas de *stupeur*.

Dans la *stupeur* des mélancoliques, il y a immobilité des traits avec rigidité du visage. L'attitude affaissée traduit sans doute l'impossibilité de coordination psychique et l'anéantissement des forces volontaires, mais elle dissimule souvent un délire intense qui domine toute l'activité. Le malade constamment absorbé dans une idée pénible, ou en proie à des hallucinations incessantes, ne pense pas plus à se mouvoir qu'à satisfaire sa faim ou sa soif. L'aspect contracté de sa physionomie témoigne de cette polarisation de la pensée.

Dans l'*extase* des mystiques, il n'y a pas de contraction énergique, mais plutôt un sentiment d'impuissance, une hypotonie généralisée qui nuit à toute manifestation d'activité musculaire et qui a sans doute pour substratum la disproportion entre l'objet d'admiration et le sujet admirateur, disproportion qui a pour effet une sorte d'abaissement ou de réduction de la personnalité chez ce dernier. De même qu'en présence des grands spectacles de la nature l'homme reste « stupéfié », de même l'extatique plongé dans la contemplation des choses célestes, a le masque inerte mais sans raideur. La bouche est plus ou moins entr'ouverte, mais bien plutôt par disparition du tonus sphinctérien que par l'action des fibres dilatatrices. Les yeux seuls subissent une sorte d'attirance et demeurent élevés, traduisant comme une extériorisation de toutes les forces vitales vers l'objet admiré.

Les considérations précédentes mettent en évidence ce fait général à savoir que si les manifestations extérieures de la mimique distinguent nettement en temps ordinaire les états de satisfaction des états de tristesse, il n'en est plus de même lorsque ces passions atteignent un degré excessif. On dit communément que les grandes joies comme les grandes douleurs restent muettes. Cela est vrai au point de vue physiologique, mais la vérification en est encore plus nette en présence de certains malades. Le *mystique extatique* n'est pas loin de rappeler par son aspect extérieur le *mélancolique stuporeux*. Pourtant l'un est énivré d'un bonheur céleste et l'autre est hanté de terreurs hallucinatoires ou s'abîme dans la plus lugubre méditation. Dans les deux cas, les troubles très différents aboutissent en raison même de leur intensité au même résultat, c'est-à-dire à la même absence de manifestation extérieure. En principe, les uns sont excitants et les autres déprimants pour la cénesthésie ; mais poussés à un tel degré, les uns et les autres confinent à une sorte de monoidéisme émotionnel dans lequel viennent se condenser toutes les forces de vie.

b) Le type de l'*amimie asthénique* nous est fourni par les états communément désignés sous le nom de *stupidité*.

Dans la *stupidité* des confus, il y a immobilité des traits avec flaccidité du visage. L'attitude affaissée traduit l'arrêt total de l'activité psychique, la suspension de toute pensée. La physionomie atone des malades reflète cette inertie des processus mentaux. On constate en effet le masque figé de l'hébétude ou de l'étonnement. Tantôt le visage demeure fixe, mais les yeux et les paupières remuent sans que l'attention toutefois paraisse dirigée sur aucun objet ; tantôt les globes oculaires eux-mêmes demeurent inactifs et l'immobilité de la face est comparable à celle d'une statue.

Dans les stades avancés de la *démence*, l'unitonalité du masque répond à l'état de la déchéance. Une moue pleurarde ou un sourire niais sont souvent stéréotypés

et comme immobilisés sur la figure de certains malades. La physionomie hébétée, ahurie, et comme
étonnée vient ici de la pauvreté du bagage psychique,
et elle est encore favorisée, chez certains déments organiques tout au moins, par des troubles de la motilité.
Le visage d'ailleurs n'est pas toujours dénué d'expression ; seulement cette expression est figée comme un
vestige indélébile du passé. Dans les démences vésaniques secondaires en particulier, l'exagération des
sentiments anormaux qu'éprouvait jadis le malade a
eu pour résultat de surmener l'activité de la charpente
musculaire du visage ; le facies s'est sillonné de rides
nombreuses, profondes et prématurées, et il demeure
si bien grimé qu'il donne encore en dépit de son mutisme une illusion d'éloquence.

Les *idiots* sont souvent à rapprocher des déments, au
point de vue spécial qui nous intéresse. Il en est qui
témoignent d'une activité mimique arbitraire, en reproduisant automatiquement des gestes empruntés à
l'imitation ou à l'atavisme, ainsi que nous le verrons
plus loin ; mais d'autres, plus dégradés, sont même
incapables d'une forme d'activité tout automatique et
se confinent dans cette inertie de la mimique que
nous avons désignée sous le nom d'*amimie*

CHAPITRE III

LES TROUBLES DE L'EXPRESSION MIMIQUE

Dans notre *essai de classification*, nous avons établi une grande division, en distinguant :

1° *Les troubles de l'expression volontaire ou active (mimique idéative en rapport avec la vie intellectuelle)* ;

2° *Les troubles de l'expression involontaire ou passive (mimique émotive en rapport avec la vie affective).*

C'est cette division qui va nous guider.

I. — TROUBLES DE L'EXPRESSION VOLONTAIRE OU ACTIVE

En isolant les troubles de la *mimique idéative*, nous nous conformons à une distinction qui paraît adoptée dans les plus récents travaux. M. Armand Laurent[1], dans son étude sur la physionomie chez les aliénés paraît en tenir compte, et M. Edouard Cuyer[2] distingue nettement de la représentation des mouvements naturels et instinctifs, celle des mouvements oratoires et conventionnels acquis par l'éducation ou par des études

1. A. Laurent. *Physionomie et mimique chez les aliénés* (Paris, 1906).

2. E. Cuyer. *La mimique* (Paris, 1902).

spéciales. M. Séglas[1], à son tour, pense qu'il faut séparer les troubles relatifs aux expressions purement émotives de ceux relatifs au *langage mimique*, c'est-à-dire aux mouvements intentionnels servant à l'*expression de la pensée*.

Dans la présente rubrique nous étudierons d'une manière exclusive ce dernier groupe.

Nous avons déjà dit comment on pouvait attribuer théoriquement les *troubles de la mimique volontaire ou idéative* à des perturbations associatives portant sur les liens qui unissent normalement la pensée à l'expression motrice qui lui est adéquate, et nous avons distingué parmi eux :

1° *Des troubles par adaptation vicieuse ;*

2° *Des troubles par adaptation conventionnelle ;*

3° *Des troubles par défaut d'adaptation.*

A. — TROUBLES PAR ADAPTATION VICIEUSE

Les troubles par adaptation vicieuse ont leur représentation la plus évidente dans l'*apraxie*. On peut encore leur rattacher d'autres manifestations d'un ordre un peu différent, telles que l'*hypermimie de suppléance*, le *maniérisme* et le *puérilisme*.

Apraxie.

L'*apraxie* peut se définir dans son sens le plus large : l'*incapacité de réaliser un mouvement conformément*

1. Séglas. *Séméiologie des affections mentales,* p. 133, dans le *Traité de pathologie mentale* de Gilbert-Ballet.

au but proposé, la motilité étant d'ailleurs conservée et ne présentant pour son propre compte aucun trouble.

Ce phénomène peut être sous la dépendance de mécanismes divers, et il convient à cet égard de distinguer plusieurs variétés.

1° APRAXIE MOTRICE. — La plupart des actes mimiques relevant de l'activité volontaire procèdent d'un long exercice où l'imitation joue le principal rôle. C'est cet exercice qui fait défaut chez l'enfant : aussi ne possède-t-il que très imparfaitement la signification des gestes et des jeux de physionomie. Il emploie fréquemment une mimique pour une autre : par exemple, pour affirmer, pour acquiescer, il lui arrive assez souvent de secouer la tête négativement. C'est qu'il est encore incapable d'associer d'une manière parfaite idée et mouvement. Ce pouvoir de coordination idéo-motrice s'acquiert par l'habitude, en vertu d'une éducation spéciale des centres moteurs. Il peut se perdre aussi sous l'influence de divers processus pathologiques : certains malades sont incapables d'exprimer une idée par le symbole moteur qui lui correspond, de telle sorte qu'ils emploient involontairement un symbole moteur inapproprié.

Un fait depuis longtemps cité pas Trousseau nous donne un exemple bien remarquable de cette espèce d'aphasie ou de paraphasie concernant les gestes :

« Je plaçais mes deux mains et j'agitais mes doigts dans la position où se trouve un homme qui joue de la clarinette, et je disais au malade de faire comme moi. Il exécutait aussitôt ces mouvements avec une parfaite précision. Vous voyez, lui disais-je, je fais le geste d'un homme qui joue de la clarinette. Il répondait par une affirmation. Au bout de quelques minutes je le priais de faire ce geste. Il réfléchissait et le plus souvent il lui était impossible de reproduire cette mimique si simple. »

Sous des dénominations variées, divers phénomènes ont été signalés çà et là qui rentrent sans aucun doute dans la rubrique de l'apraxie.

Mazurkiewicz [1], sous le nom d'*asemie paramimique*, analyse trois observations dont deux sont empruntées à Lichtheim. Il s'agit, dans ces trois cas, de malades affaiblis intellectuellement et présentant des signes d'aphasie sensorielle ou motrice. L'un d'eux en particulier comprenait parfaitement le langage des gestes, mais faisait des gestes faux en réponse aux questions qui lui étaient posées. Il répétait exactement les mouvements que l'on effectuait sous ses yeux, mais il avait perdu complètement la faculté de reproduire sur commande les attitudes et les expressions mimiques qu'on lui désignait verbalement.

Les *parakinésies* de De Buck [2] ont la même signification. L'auteur rapporte l'histoire d'une femme qui, à la suite de crises urémiques, fut prise de troubles particuliers :

La malade est incapable d'accomplir l'acte le plus simple exigeant quelques précautions... Elle parvient à se baisser, mais ne saurait ramasser un objet ; elle parvient à lever une

1. Mazurkiewicz. *Ueber die Störungen der Geberdensprache* (Jahr. f. Psych. u. Neur. 1900, vol. 19, tome III, p. 514).

2. De Bück. *Les parakinésies* (Journal de Neurologie, 1899, p. 361).

jambe, mais ne saurait chausser la pantoufle qu'elle a perdue... Quand on lui demande de montrer le bout de son nez
avec la main droite, celle-ci s'épuise en efforts le long du
tronc, la main gauche se rapproche du nez, et la face s'incline
en avant ; elle ne parvient pas à prendre un stéthoscope posé
sur la table, à cueillir une fleur, etc...

Pour De Buck, il s'agit ici d'un trouble dans le rapport entre l'idée et le mouvement par « lésion des
fibres d'association reliant les centres idéogènes aux
centres de projection » : la patiente a l'idée de ses actes,
mais ne parvient pas à évoquer l'image kinétique des
mouvements appropriés.

Les *parectropies* de Dupré[1] ont encore un sens analogue. L'auteur décrit ainsi un trouble dans l'exécution
volontaire des mouvements commandés, appréciable à
la face, chez les déments organiques et paralytiques
généraux. L'exécution de l'acte moteur est retardée,
fausse ou contraire : le malade ferme les yeux quand
on lui dit d'ouvrir la bouche, tire la langue quand on
lui dit de fermer les yeux, la rentre quand on lui dit de
la tirer, etc... Pour Dupré, il s'agit là d'une perte du
pouvoir directeur sur la motricité. L'anomalie ne porte
ni sur la conception psychique ni sur l'exécution neuro-
musculaire périphérique, mais bien sur les opérations
associatives intermédiaires à l'idée et à l'exécution de
l'acte.

Toutefois l'étude approfondie de l'apraxie motrice
est de date fort récente.

-----

1. Dupré. Art. Paralysie générale, in *Traité des maladies mentales* de Gilbert-Ballet, p. 983.

Liepmann [1] a pu constater pour la première fois un cas absolument net d'*apraxie motrice unilatérale* chez un sujet considéré à tort comme un dément post-apoplectique jusqu'au jour où la lumière se fit sur la nature réelle de son trouble :

Quand on disait au malade de montrer son nez avec sa main droite, il se raidissait, faisait des signes de la tête ou saluait à plusieurs reprises ; les doigts de cette main effectuaient d'énergiques mouvements d'abduction et d'adduction, mais la main ne se levait pas. La même incapacité se manifestait lorsqu'on le priait de montrer le poing, d'enlever son chapeau, de désigner la cravate de l'examinateur, etc... Or ces gestes effectués de la main gauche s'accomplissaient d'une façon correcte. Au moyen de cette dernière, le malade choisissait d'une manière exacte l'objet qu'on lui désignait ; de la main droite il n'y parvenait qu'exceptionnellement. De la main gauche, il pouvait se peigner ; de la droite, il se peignait avec le dos du peigne, puis se servait de celui-ci comme d'un porte-plume. De cette même main il mettait en bouche le manche de sa brosse à dent ou l'employait en guise de cuiller, etc...

Depuis Liepmann qui est revenu lui-même à plusieurs reprises sur la question [2], de nombreux cas ont été publiés à l'étranger par Pick [3], Strohmayer [4], Bonhoef-

---

1. Liepmann. *Das Krankheitsbild der Apraxie* (Monats. für Psych. und Neur. Bd. 8, 1900).

2. Liepmann. *Ueber Apraxie sowie einés zweilen Valles von Apraxie* (Neurol. Centralb. 1902, p. 614). — *Apraxie mit Demonstration des Gehirnbefundes* (Arch. f. Psych. Bd 38. H. 1. p. 300, 1904). — *Schmitte durch das Gehirn des einseitig apraktischen* (Neurol. Centralb. p. 664, 1904). — *Ueber die Rolla des Balkens beim Handeler und die Beziehungen von Aphasie und Apraxie zu intelligenz* (Tred. Klinik, p. 25 et 26, 1907).

3. Pick. *Psychologie d. motor. apraxie* (Neurol. Central. p. 994, 1902. — *Studiem ueber mot. Apraxie* (Deuticke, 1905).

4. Strohmayer. *Ueber subcorticale Alexie mit Agraphie und Apraxie* (Deutsch. Zeitsch f. Newenk. Bd 24, H. 5. 406, 1903).

fer [1], Abraham [2], Marcuse [3], Knapp [4], Herzog [5], Heilbronner [6], Lewandowsky [7], Van der Vloet [8], Kleist [9], Hartmann [10], Westphal [11], Marguliès [12], Soutzo et Marbe [13] etc.,
dont les travaux ont été résumés dans les revues générales de Fernand d'Hollander [14] et de Félix Rose [15].

L'apraxie motrice peut se traduire de trois façons

1. Bonhoeffer. *Beiträge zur Aphasie lehre* (Arch. f. Psych. B^d 37, H. 3. p. 800, 1903).

2. Abraham. *Ueber einige seltene Zustandsbilder bei progr. Paralyse* (Alg. Zeitsch. f. Psych. B^d 61, H. 4, 1904). — *Beiträge z. Kenntwiss d. mot. Apraxie auf Grund eines Falles von einseitiger Apraxie* (Centralb. f. Nervena. u. Psych., mars 1907).

3. Marcuse. *Apraktische Symptome bei einen Fall von seniler Demenz* (Centralb. f. Nerven. u. Psych., B^d 15, déc. 1904).

4. Knapp. *Ein Fall von motorischer u sensorischer Asymbolie* (Monats. f. Psych. u. Neur. B^d 15, H. 1, 1904).

5. Herzog. *Casuistischer Beitrag zur Lehre v. d. motor Apraxie* (Zeitsch. f. Klin. medizin, B^d 53, p. 332, 1904).

6. Heilbronner. *Motorische Asymbolie* (Zeitsch. f. Psych. u. Physiol. d. Sinnesorgane, B^d 39, H 3. 1905). — *Ueber isolierte apraktische Agraphie* (Münch. med. Woch. n° 31, 1906).

7. Lewandowsky. *Apraxie bei prog. Paralyse* (Centralb. f. Nerv. u. Psych. p. 705, 1905).

8. Van der Vloet. *Apraxie et démence* (Journ. Neurol., 1906).

9. Kleist. *Ueber Apraxie* (Monatsch. f. Psych. u. Neur. B^d 19, H. 3, 1906 ; et Jahr. f. Psych. u. Neurol., juin 1907). — *Kortikale innervatorische Apraxie* (Jahr. f. Psych. u. Neur. 1907, XXVIII, H. 1).

10. Hartmann. *Beiträge zur Apraxielehre* (Monatsch. f. Psych. u. Neur. B^d 21, H. 2 et 3. 1907).

11. Westphal. *Ueber einen Fall von motor. Apraxie* (Congrès allemand de psychiatrie, Francfort 1907).

12. Marguliès. *Zur Frage der Abgrenzung d. ideatorischen Apraxie* (Wiener, Klin, Woch. n° 16, 1907).

13. Soutzo et Marbe. *Quelques images cliniques insolites et transitoires, remarquées au cours de la paralysie générale* (Encéphale, n° 4, 1907, p. 355).

14. Hollander. *Rapport au 3° congrès belge de Neurologie et de psychiatrie* (Anvers, septembre 1907).

15. Rose. *Encéphale*, 2e année, novembre 1907, p. 510.

différentes : par des mouvements *substitués* (paraphasie de la mimique), par des mouvements *amorphes* (jar-
gonophasie de la mimique), et enfin par l'*absence de
mouvement* (aphasie de la mimique ou akinésie).

Au point de vue pratique, il est essentiel de ne pas
confondre les mouvements de l'*apraxique* et ceux de
l'*ataxique*. Dans l'*ataxie*, c'est la coordination élémentaire du mouvement qui est troublée. Dans l'*apraxie*,
les différentes étapes de l'acte sont normalement coor-
données, mais c'est leur ensemble qui n'est pas adéquat
au but : il y a disharmonie entre le mouvement régulièrement coordonné et le but proposé. Le mouvement de
l'*ataxique* est incertain, désordonné; il abonde en
brusques accoups, en saccades et en déviations dans
tous les sens; toutefois on y reconnaît toujours la
forme générale supposée par l'idée, et le mouvement
exécuté ressemble encore, quoique vaguement il est
vrai, au mouvement normal. Chez l'*apraxique*, le mouvement exécuté n'a souvent aucune ressemblance même
éloignée avec le mouvement conçu. Quand il s'effectue,
il est amorphe ou bien il apparaît nettement comme
l'effet d'une substitution. Par exemple, l'*ataxique* se servira d'une brosse à dent comme d'une brosse à dent,
quoique d'une façon maladroite; l'*apraxique*, lui, s'en
servira comme d'une cuiller ou d'un porteplume.

On admet que le phénomène peut se réaliser dans
deux conditions :

a) *Par la perte des représentations kinesthésiques
du senso-motorium* (apraxie corticale de Heilbronner;
apraxie d'innervation de Kleist; asymbolie motrice de
Meynert).

b) *Par la rupture des connexions entre le senso-motorium chargé de l'innervation motrice et le reste de la corticalité où doit s'effectuer l'élaboration idéatoire du mouvement* (apraxie transcorticale de Heilbronner). La distinction entre ces deux variétés *corticale* et *transcorticale* est assez subtile. On admet pourtant que la forme *transcorticale* épargne les chaînes kinétiques et les autokinétismes, c'est-à-dire les mouvements susceptibles de s'exécuter « en court circuit » par la simple intervention du senso-motorium et sans requérir l'intervention des relations intra-cérébrales (marcher, s'asseoir et se lever, se boutonner et se déboutonner, etc.). Au contraire ces mouvements sont intéressés dès que le motorium est atteint pour son propre compte, comme c'est le cas précisément dans la variété dite *corticale* de l'apraxie. Toutefois, la clinique n'est pas toujours très démonstrative à cet égard, et la réalité est souvent plus complexe que la théorie, ainsi que nous avons pu le constater nous-mêmes chez un paralytique général dont nous avons publié récemment l'observation détaillée [1]. Au reste l'*apraxie corticale pure* fût-elle établie d'une façon très nette au point de vue clinique, sa correspondance anatomique n'en serait pas mieux définie. En effet, sa notion soulève un problème qui n'est pas encore résolu par l'histologie. Une altération de la zone sensitivo-motrice du cortex étant donnée, pourquoi cette altération va-t-elle engen-

---

1. Dromard. *Étude sur un cas d'apraxie complexe* (Congrès de Dijon, 1908). (Ce cas est à rapprocher de l'observation communiquée tout récemment par MM. Deny et Maillard à la *Société de Psychiatrie de Paris*).

drer dans tel cas une hémiplégie, dans tel autre cas de l'apraxie corticale, et dans tel autre encore des modifications de la motilité qu'on a identifiées d'une façon formelle avec l'ataxie ? Faut-il admettre avec Heilbronner[1] que les phénomènes apraxiques répondent à des lésions très superficielles, les lésions plus profondes entraînant toujours avec elles de l'hémiplégie ? Spielmeyer[2], en découvrant une sclérose superficielle de la zone rolandique avec intégrité des cellules de Betz chez un hémiplégique banal, ne parle pas en faveur de cette opinion. Le mieux est d'avouer que jusqu'à nouvel ordre le rôle respectif des différentes couches cellulaires de la zone motrice est trop peu connu pour qu'on puisse faire en la matière autre chose que des hypothèses.

L'apraxie motrice se manifeste en principe *du côté opposé au siège de la lésion.* Toutefois on peut en outre la constater dans le *membre homolatéral,* quand la lésion intéresse l'*hémisphère gauche.* Liepmann a bien expliqué ces cas par l'influence prépondérante de l'*hémisphère gauche* et le rôle du *corps calleux* dans l'exécution des mouvements volontaires.

L'influence prépondérante de l'*hémisphère gauche,* couramment admise pour la fonction du langage, s'étendrait à tous les mouvements volontaires, et c'est par la voie du *corps calleux* que le senso-motorium gauche transmettrait son influence directrice au senso-moto-

____

1. Heilbronner (Zeitsch. f. Psych. f. Physiol. d. Sinnesorgane, 1905).

2. Spielmeyer (Munch. med. Wochenschr, 1906).

rium droit. Dès lors, pour réaliser l'apraxie de la main gauche chez un hémiplégique droit, il suffirait d'une lésion sous-corticale de l'hémisphère gauche affectant simultanément et les fibres de projection destinées aux membres droits et les fibres du corps calleux se rendant au senso-motorium du côté droit, lequel répond aux extrémités gauches. Une double lésion intéressant d'une part la capsule interne du côté gauche et d'autre part le corps calleux en un point de son trajet, aboutirait au même résultat. Enfin une lésion n'intéressant que la capsule interne du côté gauche donnerait une hémiplégie droite sans apraxie gauche, tandis qu'une lésion n'intéressant que le corps calleux donnerait une apraxie gauche sans hémiplégie ni apraxie droite.

Cette explication intéressante n'est pas une pure hypothèse : elle semble avoir trouvé déjà confirmation dans des autopsies.

2° APRAXIE IDÉATOIRE. — Jusqu'ici nous n'avons eu en vue que *l'apraxie motrice*. Mais certains facteurs peuvent troubler l'acte volontaire avant le stade auquel répond cette dernière : ce sont ces facteurs qui entrent en jeu dans les cas qu'on a désignés sous le nom *d'apraxie idéatoire* (apraxie idéo-motrice de Pick).

Dans *l'apraxie motrice*, il s'agissait d'une anomalie de la phase intermédiaire *entre la préparation idéatoire et l'innervation motrice*. Cette anomalie tendait à empêcher le transfert du plan de l'acte sur le motorium. Dans *l'apraxie idéatoire*, il s'agit de troubles portant sur la *préparation idéatoire* elle-même. Ces troubles ont leur substratum dans un fonctionnement défectueux des opérations psychiques supérieures (attention, mémoire, association des idées).

Pour effectuer un acte total nous devons exécuter une série de mouvements. La réalisation de l'idée *principale ou finale* est donc liée à la conception d'*idées partielles ou intermédiaires* : ce sont ces dernières qui constituent en quelque sorte la formule kinétique de l'acte, ou si l'on veut la texture, le plan de cet acte. Par exemple, l'acte d' « allumer un cigare » est composé d'une série d'actes partiels : retirer une allumette de la boîte, faire flamber l'allumette, porter le cigare à la bouche, etc... Chacun de ces actes partiels peut être divisé lui-même en une série d'autres actes partiels de plus en plus simples. Pour allumer le cigare, il faut donc non seulement la représentation du résultat final désiré, mais les représentations des actes partiels adéquats. Or une mauvaise distribution de l'attention, une éclipse passagère de la mémoire, un faux pas des associations peut faire dérailler un ou plusieurs éléments de la chaîne, et l'on se trouve en présence d'une manifestation apraxique. C'est ce qui se passe dans les phénomènes du *lapsus linguæ* et du *lapsus calami* qui ne sont après tout que des modalités fonctionnelles et transitoires d'apraxie.

L'apraxie idéatoire se présente donc comme un trouble dans la conception du plan de l'acte, ou, d'une façon plus explicite, dans la spécialisation de l'*idée finale* en *idées de réalisation*. Le mécanisme qui préside à son éclosion est essentiellement variable, comme on peut s'en convaincre à la lecture de deux observations que nous avons analysées et qui viennent confirmer dans leur ensemble les vues du professeur Pïck [1].

a) Dans un *premier groupe* de faits, l'attention s'épuise au cours même de l'exécution. Elle laisse échapper l'idée directrice dès qu'elle est éclose, et il en résulte que l'acte à peine ébauché reste suspendu.

C'est ainsi qu'un de nos malades se contente d'esquisser la plupart des actes qu'on lui commande. Le mouvement n'est pas encore entrepris que le but final semble avoir disparu déjà du champ de la conscience :

L'invite-t-on à faire le signe de la croix ? Il porte la main droite à son front et reste là dans une attitude figée. Lui demande-t-on d'imiter le mouvement du joueur d'orgue ? Il saisit de la main gauche le côté droit de son habit, et, prenant de la main droite l'extrémité qui dépasse, il se dispose à tourner, mais il reste ainsi sans achever le mouvement.

On le met en présence d'une bougie éteinte : il prend une allumette et la frotte contre le dos de la boîte, mais au lieu de l'approcher de la mèche pour mener à bonne fin l'acte commandé, il la laisse brûler entre ses doigts puis dans le creux de sa main.

Tous ces actes sont suspendus en un point de leur exécution, parce que l'idée directrice s'évanouit. Le malade ne conserve pas dans sa mémoire la représentation finale du but à atteindre. C'est que ce phénomène de conservation implique une pensée continue et par conséquent un effort d'attention introspective dont il n'est plus capable désormais.

Les faits de ce genre sont à rapprocher de ceux que

1. Dromard *Apraxie et démence précoce* (Encéphale, août 1908).

Marcuse[1] a mis en évidence sous le nom d' « apraxie amnésique » dans certaines cérébropathies diffuses, à cette différence près que chez notre malade la mémoire de fixation n'est en défaut que d'une façon secondaire et parce que l'attention est insuffisante. Mais c'est toujours la fuite de la représentation finale qui est en cause dans les deux cas.

Nous devons ajouter que parmi les phénomènes décrits chez le dément précoce, soit en Italie sous le nom d' « empêchement psychique » (Finzi et Vedrani), soit en Allemagne sous le nom de « barrage de la volonté » (Kraepelin), le plus grand nombre pourraient entrer dans la rubrique que nous poursuivons. Quelques-uns de ceux étudiés par Pick et décrits par Liepmann sous le nom de « persévération tonique » peuvent y trouver place également. Le mécanisme de la fuite de l'idée finale par incapacité d'attention soutenue préside à ces différentes manifestations qui répondent toujours au même caractère, à savoir l'immobilisation d'un processus moteur en voie d'exécution, ou si l'on veut la suspension d'une activité volontaire en cours de route.

C'est de l'*apraxie idéatoire par interruption.*

b) Dans un *deuxième groupe* de faits, l'attention ne s'épuise pas mais dévie au cours de l'exécution. Elle abandonne l'idée directrice pour une autre, et il en résulte que la représentation initiale étant énucléée du champ de la conscience par l'intruse, l'acte évoqué primitivement se laisse supplanter d'une manière fortuite par un acte tout différent.

1. Marcuse. *Loc. cit.*

Parfois la représentation étrangère qui vient s'immiscer dans l'acte est sous la dépendance d'une association *provoquée*. Le malade verra un objet, entendra un son ou percevra une sensation tactile qui viendra le distraire et fera dérailler à son profit le processus moteur. Ce mécanisme est assez saillant chez un malade du professeur Pick :

On lui tend une brosse à cirer. Il la porte sur une excoriation de la main et se dispose à frotter sur elle.

Ici l'idée directrice surgit, mais elle est reléguée à l'arrière-plan par une autre qui gagne la prépondérance, et cette idée prépondérante fait dérailler le mouvement commencé d'une façon correcte.

Nous trouvons des réactions analogues chez un de nos déments précoces :

On lui ordonne de faire un pied de nez. Il porte immédiatement la main dans la direction convenable, comme pour exécuter le mouvement qu'on lui demande ; mais il se met à gratter une plaque d'eczéma que rencontrent ses doigts.

De même il commence à exécuter le mouvement lorsqu'on lui demande de cacheter une enveloppe ; mais ses yeux tombent sur un crayon, et au lieu de cacheter l'enveloppe il se met en devoir de la barbouiller.

On lui présente une ficelle. Sur l'ordre d'y faire un nœud, il comprend ce qu'on lui demande. Mais à ce moment même nous soufflons une bougie, et aussitôt une tendance à l'échopraxie lui fait oublier la tâche qu'il vient d'entreprendre : il souffle à son tour à plusieurs reprises, abandonnant l'objet qu'il tient dans sa main.

Dans tous ces cas, le mécanisme est le même. L'activité volontaire ne répond pas à sa tâche, parce que l'idée directrice se trouve « délogée » par une sensation fortuite. L'intrusion de l'élément étranger dans le champ de la conscience devient le point de départ d'associations parasites.

D'autres fois la représentation étrangère est sous la dépendance d'une association *spontanée*. L'idée de l'acte à exécuter fera naître une idée voisine ou plus ou moins éloignée, et cette dernière engendrera à son tour un mouvement qui lui est adéquat :

Sur l'ordre de « saluer comme les militaires », un de nos malades fait immédiatement le mouvement de « mettre en joue » en prononçant des paroles inintelligibles parmi lesquelles on reconnaît les mots : Biribi... patrouille... fusiller...

Ici la représentation initiale vient de donner le branle à une série d'associations dont la dernière s'extériorise sous forme de mouvement. L'idée de « militaire » a évoqué l'idée de « fusiller », et c'est le geste relatif à cette idée qui répond à l'ordre donné.

On demande au même sujet de « se gratter la tête » : il fait le mouvement d'écraser des poux en appuyant l'ongle sur la table à plusieurs reprises.

Là encore l'association est assez patente pour qu'il soit inutile d'insister.

Nous retrouvons, dans les faits de ce genre, le mécanisme indiqué plus haut. L'activité volontaire ne répond pas à sa tâche, parce que l'idée directrice se trouve « délogée ». La seule différence est que l'intruse ne paraît plus ici d'origine extrinsèque, mais bien intrinsèque. Quoi qu'il en soit, son entrée dans le champ de la conscience vient comme tout à l'heure faire dévier le mouvement.

Dans certains cas, la représentation étrangère paraît surgir sans association. Elle se présente en apparence d'une façon arbitraire, mais sa genèse, comme nous allons le voir, n'échappe pas à l'observateur.

Tantôt il s'agit d'un *mouvement stéréotypé* qui vient s'interposer à tout propos dans le champ de la conscience et remplacer du même coup l'acte commandé.

Un de nos malades répond à différents ordres donnés par un mouvement qui lui est habituel et qui consiste à tourner la face palmaire du pouce de la main droite vers l'articulation phalango-phalanginienne de l'index.

Tantôt il s'agit d'un *mouvement persévérant* qu'on a évoqué antérieurement et qui surgit à nouveau lorsqu'on cherche à en provoquer un autre. Le sujet est intoxiqué par une image motrice et il « colle » à cette image. C'est alors comme une modalité fortuite de stéréotypie qui accapare pour un temps toute l'activité.

Un de nos malades ayant reçu l'ordre d'ouvrir la bouche, exécute cet ordre, et continue à l'exécuter quand on lui demande de lever le bras, d'étendre la main, d'écarter les doigts, ou de croiser les jambes.

Le même sujet, parce qu'il vient de souffler sur une allumette, continue à souffler sur une corde et sur une enveloppe.

Il place à l'envers une bougie dans son chandelier, parce qu'en recouvrant une carafe de son bouchon, la minute d'avant, il a dû effectuer d'une façon normale un geste analogue de renversement, etc.

Un malade du professeur Pick, atteint de crises

comitiales, présentait au cours de la phase post-épileptique des troubles manifestes de l'activité volontaire :

On lui fait manipuler une bouteille. Il l'emploie correctement ; mais ensuite il se met à répéter les mêmes manœuvres avec un chandelier, une pipe, une blague à tabac.

Comme il vient de souffler sur une lampe, il souffle aussi sur des pièces d'argent qu'on lui présente. Un instant après, il souffle sur une allumette, puis encore sur un revolver mis à sa portée.

Un autre malade, ancien artério-scléreux atteint de troubles convulsifs, se comportait de manière à peu près semblable :

Il dénomme et manipule correctement une brosse à cheveux. On lui montre ensuite un cachet : il le prend et le porte à sa tête.

Après avoir reniflé à une pipe qu'on lui présente, il renifle aussi à des ciseaux, une vrille et d'autres objets, etc.

Une femme atteinte de lésions en foyers était plus curieuse encore au point de vue qui nous intéresse :

La patiente vient de frotter une allumette sur sa boîte. On lui présente un peigne. Elle frotte sur lui avec l'allumette éteinte, tout en l'appelant correctement « le petit peigne ». Sur l'injonction de se peigner, elle frotte d'abord avec les doigts sur le peigne, puis porte le peigne sur son front et trace sur celui-ci plusieurs mouvements de haut en bas. Le lendemain matin, on la prie de lire. Elle frotte sur la feuille avec l'index droit, en décrivant des cercles.

Ainsi, en déterminant la reproduction continuelle d'un même mouvement comme réponse à des ordres différents, la *persévération* est une source fréquente d'incorrection dans l'activité. Mais il convient d'ajouter que le rôle de ce facteur n'est pas toujours facile à délimiter, car la réaction de persévération peut retentir à longue échéance, et produire ses effets d'un examen à l'autre, après plusieurs jours.

Toutefois, que l'activité volontaire soit troublée par l'apparition dans le champ de la conscience d'une association *provoquée* ou *spontanée* d'un mouvement *stéréotype* ou *persévérant*, le substratum fondamental est toujours réductible au même phénomème.

C'est de l'*apraxie idéatoire par substitution.*

c) Dans un *troisième groupe* de faits, l'attention n'est ni épuisée ni déviée, mais elle est mal distribuée entre les représentations de mouvemènts partiels ou intermédiaires dont l'ensemble doit concourir à l'exécution totale et complète de l'acte. Il y a interversion de ces représentations et le résultat définitif est faussé :

Un de nos malades voulant cacheter une enveloppe alors qu'il tient un verre à la main, dépose l'enveloppe sur la table et promène sa langue sur les bords du verre.

Ici les actes partiels sont exécutés, mais dans un ordre défectueux qui fait de leur ensemble un tout incompréhensible et sans aucune signification patente. Ces actes partiels devaient être au nombre de quatre : mettre le verre de côté, porter l'enveloppe à la bouche, humecter les bords de l'enveloppe pour la fermer, et la déposer finalement. Or nous retrouvons bien les quatre mouvements mais en sens inverse : mettre l'enveloppe de côté, porter le verre à la bouche, humecter les bords de ce récipient, et le déposer en fin de compte sur la table.

Le même sujet voulant allumer une bougie, prend cette dernière comme il prendrait une allumette et la frotte avec énergie contre la boite ; puis il prend la boite comme il prendrait une bougie et la place sur le chandelier.

Nous assistons encore, le cas échéant, à de véritables « quiproquos » de la motilité.

Bonhoeffer décrit quelque chose de semblable chez un de ses malades atteint de traumatisme de la région temporo-occipitale gauche :

On lui présente un cigare et une boite d'allumettes. Il reconnaît manifestement le cigare, le saisit, ouvre la boite, introduit un des bouts du cigare dans la boite ouverte, et ferme celle-ci comme s'il voulait s'en servir en guise de coupe-cigare. Puis il frotte avec le cigare sur le côté latéral de la boite comme s'il voulait frotter une allumette. Enfin, il réussit à faire flamber l'allumette et à allumer le cigare.

Entre l'identification et l'acte final complet, on voit surgir une série de confusions de mouvements : le sujet emploie la boite comme un coupe-cigare et le cigare comme une allumette. Les différents chaînons du complexus kinétique se trouvent bouleversés. Mais on peut observer néanmoins que les actes partiels qui en résultent ont entre eux un lien évident. Encore que disloqués dans la réciprocité de leurs rapports, ils ont ce caractère commun d'appartenir tous à l'acte final.

C'est de l'*apraxie idéatoire par interversion.*

d) Dans un *quatrième groupe* de faits, il y a encore

distribution défectueuse de l'attention qui néglige partie ou totalité des représentations de mouvements partiels ou intermédiaires, pour se concentrer d'une manière exclusive et anticipée sur l'acte final :

Un de nos malades boit directement au goulot de la carafe au lieu de verser son contenu dans le verre et de porter ce dernier à ses lèvres.

Ici, on voit l'omission de tous les actes intermédiaires dont la série complète serait ainsi formée : prendre la carafe, la déboucher, verser l'eau dans le verre, reposer la carafe, prendre le verre, le porter à la bouche et boire. C'est l'idée du but principal qui d'emblée prédomine et déclanche l'ultime chaînon aux dépens de tous les chaînons qui doivent le précéder dans l'exécution normale.

Le même sujet porte une allumette directement à la mèche d'une bougie sans la frotter préalablement.

On voit encore, le cas échéant, l'omission d'un des actes partiels indispensables à l'exécution complète de l'acte total. L'idée d' « allumer la mèche » prédomine du coup, et provoque aussitôt le mouvement adéquat. C'est encore le dernier chaînon qui accapare d'emblée et d'une manière exclusive l'attention du sujet, au détriment d'un chaînon antérieur dont l'absence vient pourtant fausser le résultat définitif dans ce qu'il a de plus essentiel.

Un comitial examiné par Pick présentait quelque chose de très analogue :

D'un étui qu'il manie assez exactement, il retire un cigare.

Devant lui, on fait flamber une allumette. Il met le cigare en bouche sans en avoir enlevé le bout préalablement ; puis il commence à tirer sur le cigare sans l'allumer, bien qu'on lui présente de très près l'allumette. On lui offre ensuite un cigare tout allumé : il l'approche de la bouche à la distance de quelques centimètres, et dans cette attitude exécute le mouvement de fumer.

Ainsi que le fait observer l'auteur, le malade met le cigare en bouche tel quel et sans l'allumer, parce que la représentation « fumer » prédomine d'emblée aux dépens des chaines intermédiaires de l'acte et provoque les mouvements qui lui correspondent.

On lui offre une boite d'allumettes et un étui à cigares. Il prend la boite, la met en bouche et tire à elle comme à un cigare.

C'est que les différents actes intermédiaires compris entre l'injonction de fumer et l'exécution motrice de l'acte ne se réalisent pas : l'idéation reste accaparée par le but final de « fumer ». En effet, lors d'un deuxième, d'un troisième essai, de plus nombreux chaînons sont exécutés ; lors du quatrième essai, l'acte est bien effectué. Ici comme plus haut, il semble donc bien que les actes intermédiaires de la chaîne disparaissent complètement devant l'idée finale qui devient exclusivement dominante.

C'est de l'*apraxie idéatoire par anticipation*.

D'après les notions que nous venons d'exposer, on voit que l'apraxie idéatoire peut se ranger parmi les troubles des processus *intra-psychiques*. Elle ne se distingue de la plupart de ces derniers que par le domaine spécial qu'elle intéresse. Toutefois cette distinction est grosse de valeur, car les anomalies frappant le processus idéatoire après la fixation du but ne se laissent classer sous aucune rubrique connue jusqu'ici, et elles paraissent avoir pourtant une importance pathogénique de premier ordre au point de vue des troubles de l'activité volontaire. On peut leur appliquer, si l'on veut, le terme d'apraxie, mais à condition de les distinguer foncièrement de l'*apraxie motrice*.

Cette distinction n'est pas impossible au point de vue clinique. Elle sera basée sur les éléments suivants :

a) L'*apraxie motrice* présente une répartition *segmentaire* : elle frappe les membres d'une manière individuelle et n'est généralisée à tout le corps qu'exceptionnellement.

L'*apraxie idéatoire*, de par son essence même, frappe toutes les parties du corps indistinctement.

b) L'*apraxie motrice* se révèle dans les actes les plus *simples*.

L'*apraxie idéatoire* ne se révèle que dans les mouvements un peu compliqués.

c) L'*apraxie motrice* apparaît généralement dans l'*imitation* des mouvements.

L'*apraxie idéatoire* apparaît rarement dans ces conditions.

d) Les *mouvements amorphes* et les *mouvements substitués d'une grossièreté flagrante* appartiennent plutôt à l'*apraxie motrice* qu'à l'*apraxie idéatoire*.

Il convient d'ajouter que, contrairement à l'*apraxie motrice*, l'*apraxie idéatoire* trouve généralement sa justification dans un examen psychologique un peu détaillé du malade.

3° APRAXIE SENSORIELLE. — Aux apraxies motrice et idéatoire, on doit opposer encore une *apraxie sensorielle*, terme qu'on tend à abandonner et qui répond à l'*asymbolie de Wernicke (agnosies de Freud)*.

Il ne s'agit plus ici de processus idéo-moteurs mais de troubles portant sur les facultés d'*identification* et répondant aux impressions *visuelles (cécité psychique)*, *auditives (surdité psychique)* ou *tactiles kinesthésiques (stéréagnosie)*.

Ces troubles qui peuvent se produire, soit par perte des images-souvenirs (agnosies corticales), soit par rupture des communications entre les images-souvenirs et les impressions nouvelles (agnosies transcorticales), sont sans doute à même de créer des manifestations apraxiques dans le sens objectif du mot, mais cette apraxie est purement *secondaire*. Les actes de celui qui ne reconnaît pas un objet sont corrects en eux-mêmes; ils sont faux seulement par suite d'une fausse conception de cet objet. C'est ainsi que le sujet qui prend un cure-dent pour une allumette agit correctement en essayant d'allumer le cure-dent.

Il n'en est pas moins que la dissociation clinique de cette *apraxie secondaire* d'avec l'*apraxie vraie* doit être effectuée avec beaucoup de soin.

Dans l'*apraxie vraie*, les troubles apparaissent indistinctement à l'occasion des mouvements *intransitifs* (ne visant pas les objets) et à l'occasion des mouvements *transitifs* (visant les objets). Ils sont même plus accusés à l'occasion des premiers qu'à l'occasion des seconds, au cours desquels la rectification est possible jusqu'à un certain point sous l'influence des impressions que fournissent les organes des sens.

Dans la *fausse apraxie des asymboliques*, les troubles n'apparaissent qu'à l'occasion des mouvements *transitifs* (visant les objets), et cela pour des motifs qui découlent naturellement de sa définition.

C'est ainsi que l'*apraxique moteur* se trompera surtout dans les gestes *expressifs* (envoyer un baiser ; faire un pied de nez ; exécuter le salut militaire ; prêter serment), ou *descriptifs* (montrer comment on sonne, comment on toque à la porte, comment on tourne de l'orgue, comment on attrape les mouches). Au contraire, l'*apraxique sensoriel* commettra ses erreurs à propos de gestes *appliqués* (se servir d'un objet, ou choisir un objet parmi d'autres sur une table).

L'*apraxie* envisagée sous les différentes formes que nous avons indiquées peut se vérifier surtout dans les cérébropathies organiques, chez les circonscrits aussi bien que chez les déments séniles et les déments paralytiques. On l'a signalée également, à titre transitoire, dans les états crépusculaires des épileptiques ou des hystériques ainsi que dans d'autres psychoses.

Sa connaissance est fort importante au point de vue de l'interprétation de divers symptômes soi-disant *démentiels*. En effet, le mélange des troubles aphasiques et apraxiques peut engendrer un tableau clinique susceptible de faire croire malencontreusement à l'existence d'une affection grave ou même incurable. Les cas de ce genre sont certainement loin d'être rares. De nombreux symptômes d'aliénation apparente observés chez les cérébraux, chez les apoplectiques en particulier, pourraient recevoir cette explication. Or, beaucoup d'apraxiques moteurs ont une intellectualité relativement intacte : le « Conseiller » de Liepmann en est la preuve évidente. Inversement nombre d'affaiblis sont sans apraxie : sur quatorze paralytiques généraux examinés par Van der Vloet, un seul était apraxique.

Néanmoins, en ce qui concerne .ses rapports avec la démence on peut dire de l'apraxie ce qui est vrai aussi de l'aphasie, à savoir que d'une part les lésions originelles très souvent diffuses peuvent troubler les facultés intellectuelles en même temps que les processus moteurs, et que d'autre part l'apraxie elle-même, comme l'aphasie, représente pour son propre compte une perte importante de facteurs pour l'intelligence, puisqu'elle répond à la privation de certaines images-souvenirs. A ce double titre, il n'est pas étonnant qu'on puisse rencontrer chez un même sujet l'affaiblissement démentiel joint à l'apraxie.

Hypermimie de suppléance.

Par opposition aux troubles parapraxiques qui doivent apparaître comme une insuffisance des associations idéo-motrices présidant à l'exécution des gestes, nous croyons devoir signaler une manifestation inverse qu'on peut considérer comme résultant au contraire d'un hyperfonctionnement de ces mêmes associations idéo-mimiques, lequel vient en complément d'une déficience des associations idéo-verbales. Ici le geste s'exagère et se multiplie pour suppléer à l'insuffisance du verbe : aussi pourrait-on désigner le phénomène dont il s'agit sous le nom d'*hypermimie de suppléance*.

Si l'on voulait connaître un type vraiment pur et en quelque sorte schématique d'hypermimie de suppléance, on le trouverait en regardant évoluer Pierrot dans sa classique pantomime. Sa parole ne dit rien, mais ses grimaces parlent pour elle : les mouvements de sa bouche et les déplacements de ses paupières que le fard marque davantage encore, ressortent en dessins mobiles sur sa face imberbe et enfarinée. C'est que le geste ne supplée réellement au verbe qu'à condition d'être exagéré, voire même caricaturé.

Dans l'ordre des faits courants, on voit le geste s'accroître dès que la parole est à bout de ressources : un orateur gêné nous en donne la preuve. La prédominance du langage mimique sur le langage verbal est d'ailleurs d'observation journalière chez le vieillard plus ou moins frappé d'amnésie verbale, et chez les gens du peuple dont le vocabulaire est souvent plus restreint que l'idée.

Au point de vue pathologique, le type de l'*hypermimie de suppléance* est fourni par le *mutisme hystérique* dans lequel le malade incapable de s'exprimer verbalement conserve néanmoins toute son activité mentale. On retrouve le même phénomène chez les *aphasiques*, mais à un degré moindre, d'abord parce que l'aphasie ne va guère sans une certaine déficience du langage intérieur de la pensée, et ensuite parce que les associations idéo-motrices qui président aux fonctions mimiques peuvent être intéressées pour leur propre compte dans le processus morbide qui a déterminé l'aphasie.

Nous avons observé parfois chez des affaiblis ou des débiles, une modalité particulière de l'activité mimique qu'on peut encore rapprocher de l'hypermimie de suppléance.

Cette modalité consiste dans l'accentuation prolongée de certains gestes et de certains jeux de la physionomie, dans l'emploi d'intervalles apparents, ou plus exactement de poses au cours desquelles le regard du malade plonge avec fixité dans celui de l'interlocuteur comme pour continuer la suggestion des mots qu'il vient de prononcer et donner plus de poids, plus d'affirmation à l'idée. Au reste, cet usage exagéré de ce qu'on pourrait appeler les *signes de ponctuation* de la mimique peut s'expliquer de deux façons. Parfois le malade en émaille son discours pour lui donner une importance plus grande, pour le rendre plus pathétique ou plus convaincant ; il révèle ainsi la valeur qu'ont pour lui les faits qu'il signale, alors que ces faits nous paraissent souvent insignifiants à nous-mêmes. Mais plus souvent encore ces signes de ponctuation témoignent d'un état de débilité ou d'affaiblissement ; ils indiquent que les représentations mentales se succèdent difficilement et se relient mal entre elles. Chaque vide laissé dans le discours verbal par la difficulté des associations d'idées se trouve ainsi comblé au moyen d'une soudure mimique et cette soudure est représentée par une prolongation du geste dernier, par une continuation du jeu de physionomie qui était adéquat à la dernière idée exprimée.

Il faut bien se garder de confondre les signes de ponctuation que nous venons de signaler avec les interruptions qui caractérisent la mimique du mélancolique. Chez

le mélancolique, les actes mimiques sont remarquablement espacés comme les parties du discours. Mais tandis
que chez le mélancolique la mimique s'*interrompt,* chez
les malades qui nous occupent elle se *pose.* Le sujet
demeure expressif d'une façon constante et aucun vide
du discours mimique ne répond aux interruptions du
discours verbal. Là où la pensée s'arrête et la phrase
avec elle, le geste continue jusqu'à évocation de la représentation suivante. Cette distinction n'est pas dénuée
d'intérêt au point de vue des révélations psychologiques
qui nous paraissent s'en dégager. Les *interruptions
vraies* qui caractérisent l'*hypomimie* des mélancoliques
répondent tout à la fois à une suspension des processus
idéationnels et à une véritable aboulie de l'extériorisation motrice. Les *poses toniques* de l'*hypermimie de
suppléance* sont au contraire l'apanage d'un sujet qui
n'étant pas sous le coup d'une inhibition globale, peut
utiliser sans entrave ses ressources psychomotrices tout
en étant plus ou moins déchu dans ses facultés supérieures d'idéation.

Quoi qu'il en soit, il nous a paru rationnel d'opposer
l'*hypermimie de suppléance* aux troubles parapraxiques,
les seconds se présentant comme le résultat d'une insuffisance des associations idéo-mimiques, tandis que la
première nous apparaît comme l'effet d'un hyperfonctionnement idéo-mimique complémentaire d'une insuffisance des associations idéo-verbales.

Maniérisme et puérilisme.

Le *maniérisme* se traduit par une activité mimique
qui a pour caractère d'être à la fois *outrée* et *artifi-*

cielle : *outrée* parce qu'elle n'est pas en rapport avec la banalité, la simplicité, la pauvreté même des conceptions qu'elle escorte ; *artificielle* parce qu'elle se complique souvent d'expressions arbitraires qui tendent à la déformer si l'on peut dire, en lui donnant une apparence de simulation. Parfois incoordonnée et privée de toute uniformité, cette déformation peut, au contraire, revêtir un caractère bien systématisé, confiner à un type bien déterminé : c'est ainsi qu'elle donnera l'impression d'une affectation mondaine, d'une minauderie enfantine, ou d'une gesticulation théâtrale suivant les cas.

Depuis longtemps les auteurs ont signalé chez les *hystériques* un habitus qui répond assez bien aux caractères que nous venons d'exposer. L'affectation et la recherche qu'on trouve assez souvent dans le langage de ces malades se traduit également dans les attitudes et les gestes. Les actes les plus simples sont exécutés par eux d'une manière bizarre, leurs mouvements sont alambiqués, leurs poses manquent de naturel ; tout dans leur aspect extérieur reflète l'exagération conventionnelle du théâtre.

Si l'on analyse le maniérisme de l'hystérique on est surtout frappé de sa richesse : l'expression du masque, les modalités de l'habitus varient d'une manière constante et composent une mimique extrêmement mobile. Au point de vue psychologique, on peut rattacher le phénomène au besoin de se singulariser ou d'attirer l'attention, tendance traditionnelle chez de pareils malades.

Mais il convient d'insister plus longuement sur les

attitudes maniérées de certains *débiles* et plus encore sur celles des *déments précoces*.

Déjà au Congrès de 1890, Charpentier[1] notait fort judicieusement que ces malades sont « souvent grimaçants » ; il faisait observer que les déments précoces « répondent à la manière des enfants ou des femmes qui boudent ». « ... Un rire niais ou simulant le dédain accompagne ordinairement leurs réponses... Quelques-uns ont une certaine intonation sérieuse dans leur verbiage, et l'on pourrait croire qu'ils disent quelque chose de sensé. » Deny et Roy[2] déclarent que chez ces malades « l'affectation et la recherche du langage se retrouvent dans les attitudes et dans les gestes : les actes les plus simples (donner la main, tirer la langue) sont exécutés d'une manière bizarre ; les poses manquent de naturel et semblent théâtrales ». Masselon[3] dit aussi que « leurs attitudes, leurs gestes, leur démarche sont affectés, artificiels, maniérés : il semble qu'ils prennent plaisir à ne rien faire comme tout le monde ».

Nous avons relevé pour notre part un certain nombre d'observations concernant des déments précoces dont la mimique est vraiment remarquable au point de vue qui nous intéresse. Nous ne pouvons songer à les reproduire en entier au cours d'un travail général où les interprétations psychologiques occupent intentionnellement la place la plus importante ; nous nous contenterons d'en signaler quelques traits.

1. Charpentier. *Les démences précoces* (Congrès des médecins aliénistes et neurologistes de France, Rouen, 1890).

2. Deny et Roy. *La démence précoce*, 1903, p. 21.

3. Masselon. *La démence précoce*, 1904, p. 81.

M. C... attire immédiatement l'attention par son attitude bizarre et ses gestes insolites. Il entre dans la salle d'examen à cloche-pied et se laisse tomber à terre au lieu de s'asseoir sur sa chaise. Il réitère des chutes successives à trois reprises différentes, puis il marche à quatre pattes. Lorsqu'il est assis, il prend des poses fatigantes qu'il soutient pendant un temps assez long. Sa mimique est exagérée, grimacière, mais elle n'a pas la richesse, la mobilité, la variété de celle du maniaque. Par instant, les mains se crispent, et on assiste à une sorte de catatonisme partiel ; le malade s'immobilise alors pendant un temps plus ou moins long dans cette attitude crispée qui ressemble à l'expression mimique d'une douleur intense. Sur un ordre bref, cette crispation cesse et le malade étend la main, mais la main étendue demeure encore comme tétanisée dans sa nouvelle position. Ces bizarreries de la mimique sont d'autant plus intéressantes à noter qu'elles marchent parallèlement aux bizarreries du langage. C'est ainsi qu'à chaque instant, le malade ébauche une sorte de prêche sur un ton emphatique ; mais il répète constamment les mêmes mots stéréotypés : « Tiens c'est tout, effacez les mots, oui c'est tout ». Souvent aussi, il répond dans un langage conventionnel et complètement déformé : « Où êtes-vous ? — Salarima infirma. — Comment vous appelez-vous ? — Tcheniutz Jicks. — Où habitez-vous ? — Noia, Noiana, Neuilly. »

Mme W... est avant tout théâtrale, et le caractère ridiculement pathétique de ses réactions mimiques se donne libre cours à tous propos, d'une façon arbitraire, et sans aucun motif apparent. La malade présente les signes extérieurs d'un grand étonnement aussitôt qu'on l'aborde, comme si son attention était attirée brusquement par quelque chose d'extraordinaire ou d'inattendu. Les sourcils s'élèvent, les fentes palpébrales s'élargissent, et l'ouverture buccale prend une forme arrondie comme si une exclamation allait s'échapper. Sa mimique présente fréquemment les caractères du dédain. Les commissures labiales se dépriment, les ailes du nez se relèvent et l'abaissement de la paupière supérieure s'associe à ces déplacements, ou bien par un mouvement du tronc ayant pour effet de diriger sa face antérieure du côté opposé à la personne qui lui parle, la malade ébauche l'action de « tourner le dos » en même temps que son visage reste fixé du côté de l'interlocuteur qu'elle regarde ainsi « par-dessus son épaule » suivant l'expression courante. Il lui arrive alors de cracher ou de tirer la langue. Sa physionomie prend aussi les caractères de la haine. La peau de l'espace intersourcilier se ride transversalement, la paupière supérieure s'élève, les narines se dilatent, ou bien encore les mâchoires se contractent avec énergie, et il en résulte un modelé plus ou moins apparent des muscles masticateurs. Ces jeux de physionomie s'accompagnent parfois d'un mouvement brusque de la tête qui s'incline légèrement en avant et en bas, puis se relève fortement : elle « toise » avec une impertinence mêlée de colère la personne qui la regarde. Fréquemment, elle prend la pose classique du défi : les mains sont appuyées sur les hanches, l'avant-bras en pronation, les poings fermés reposant sur la crête iliaque. Quelquefois même ce geste s'exagère, et les coudes tendent à se rejoindre devant la poitrine tandis que les mains remontent sous l'aisselle. Parfois encore et comme sous l'influence d'un mouvement de surprise ou d'indignation, l'un des membres supérieurs est brusquement rejeté en arrière en même temps que le corps effectue un retrait. Ces attitudes et ces jeux de physionomie ne répondent pas à un état émotionnel véritable, car leur ensemble forme un chaos sans tenue et leur succession se présente comme un système disloqué dont le caractère arbitraire est à chaque instant souligné par des contradictions sans nombre, tels que des rires entre deux gestes de colère, des signes d'approbation après un geste indigné, etc...

Quoi qu'il en soit, la monotonie préside presque toujours à l'activité maniérée dont nous venons de donner différents exemples : le jeu reste habituellement pauvre, encore que bizarre ou exagéré dans son expression.

C'est en cela que le · *maniérisme* des débiles et des affaiblis demeure distinct au point de vue clinique des allures théâtrales qu'on rencontre dans l'hystérie.

Les raisons psychologiques de ce maniérisme n'ont pas été, que nous sachions, l'objet d'une étude bien approfondie. Il est pourtant difficile dans le cas échéant de rattacher le phénomène qui nous occupe au simple besoin de se singulariser ou d'attirer l'attention, et il est de toute évidence qu'il faut invoquer ici un mécanisme différent. Kræpelin [1] rattache le *maniérisme* du dément précoce à un « état de gêne » : ce maniérisme ne serait autre chose d'après lui qu'un « changement guindé » des actes normaux, et il aurait son point de départ dans des impulsions contradictoires capables d'apporter une entrave aux processus naturels. En d'autres termes, on verrait se produire chez de tels malades ce que l'on pourrait appeler des « interférences excito-motrices » et le résultat de ces interférences serait une expression mimique perpétuellement dénaturée.

Sans doute ces considérations ont une réelle valeur, et il suffit pour s'en convaincre de constater que chez le sujet normal lui-même l'affectation est fonction directe de la gêne. Ne sait-on pas en effet qu'au point de vue individuel cette affectation est le masque souvent maladroit de la timidité ? Et n'est-il pas vrai qu'au point de vue social c'est encore la gêne qui transmet aux gestes et aux jeux de la physionomie leurs expressions de convention, et qui donne aux dehors mon-

---

1. Kræpelin. *Psychiatrie* (tome II, p. 185, édit. 1904).

dains tout ce qu'ils ont d'arbitraire et d'artificiel ? Néanmoins nous pensons que chez le dément précoce un principe plus fondamental doit être invoqué, dont procède secondairement le principe des interférences admis par l'auteur allemand. Nous voulons parler de l'état de *dissociation psycho-motrice* qui est un des traits les plus caractéristiques de la psychologie de ces malades. Chez eux, l'activité motrice semble s'être évadée de la domination du psychisme pour revêtir un caractère d'indépendance automatique, et c'est avec raison que M. Masoin[1] dit en parlant des déments précoces : « Le caractère essentiel de ce complexus, c'est « l'absence absolue de relation entre la nature du délire « et les symptômes moteurs. On ne peut considérer ces « derniers comme une extériorisation des idées déli-« rantes, car les mouvements ne reflètent en aucune « manière les caractères du délire ; dès lors aussi ne faut-« il pas s'étonner si ces symptômes moteurs ne présen-« tent pas davantage un lien quelconque de relation « entre eux. D'une part donc, dissociation entre le délire « et les actes ; d'autre part, absence d'unité de caractère, « de but, de signification des manifestations motrices « entre elles. » Or la mimique comme toute autre manifestation de l'activité motrice participe à cet état général de l'appareil psycho-moteur : son fonctionnement se rend indépendant de l'excitation supérieure qui devrait le déclancher. Il en résulte que des mouvements de la face et des gesticulations des membres apparaissent d'une manière arbitraire, comme autant de gri-

---

1. Masoin. *Remarques sur la catatonie* (*Journal de Neurologie*, 1902, n° 4, p. 63).

maces n'ayant aucune relation entre elles ni avec les idées délirantes du sujet.

Mais quand on analyse avec soin cette activité arbitraire, cette dépense de luxe, si l'on peut dire, on trouve presque toujours que ses éléments sont puisés dans un passé ancestral ou individuel.

Dans un grand nombre de cas, elle représente purement et simplement la survivance de l'élément moteur à l'élément psychique chez l'individu : c'est une accumulation de jeux mimiques qui traduisaient jadis des états d'âme et qui se succèdent aujourd'hui sans substratum intellectuel saisissable, comme les restes d'un langage qui fonctionne automatiquement et en quelque sorte pour son propre compte. Nous aurons d'ailleurs à revenir sur ce dernier point lorsque nous étudierons plus tard la *stéréotypie des gestes*.

Toutefois il faut plonger plus profondément dans le passé pour découvrir l'origine de certaines expressions mimiques qu'on retrouve assez couramment dans le texte du *maniérisme*. Ces expressions en effet sont bien souvent la réviviscence automatique d'une activité infantile ou même ancestrale, de telle sorte qu'elles nous apparaissent comme le témoignage d'une véritable régression. Un des traits qui nous ont le plus frappé en étudiant la mimique maniérée chez certains *débiles* aussi bien que chez le *dément précoce*, c'est la *contraction et le relâchement en masse des départements musculaires*. Or il semble bien que ce caractère soit le propre des races primitives. Mantegazza [1] déclare que

1. Mantegazza. *La physionomie et l'expression des sentiments* (Paris, F. Alcan, 1889, p. 196).

les nègres, bien que doués d'une physionomie très mobile, très grimacière, contractent et relâchent par groupes entiers leurs muscles faciaux. Chez eux en effet la division du travail est encore incomplète, parce que les muscles en question n'ont pas encore atteint le degré de différenciation qui est en rapport avec les progrès de la civilisation et avec le perfectionnement corrélatif de la mimique. Philippe Tissié[1] fait observer d'autre part que plus on se rapproche des derniers échelons dans l'évolution psychique de l'humanité et plus les gestes en extension et en flexion sont exagérés : « Les gestes en extension sont très larges et très prononcés dans les danses guerrières des noirs ; les gestes en flexion de douleur sont plus accentués chez eux que chez les blancs. Le noir se met en flexion complète ; il se replie sur lui-même, les jambes et les bras serrés contre le corps, quand il est triste ou qu'il souffre. »

Ainsi, l'exagération des différents jeux de la mimique nous apparaît bien comme un trait caractéristique des races primitives. Avec un peu d'observation, il est facile de retrouver ce même trait chez l'enfant. Maudsley[2] dit avec raison que le jeune enfant n'exprime ses manifestations intellectuelles que par sa mobilité, et Ribot[3] fait observer que cette activité motrice « se ma-« nifeste par une telle profusion de mouvements que « le travail d'éducation consistera longtemps à en sup-

---

1. Philippe Tissié. *La science du geste* (Revue scientifique, 7 sept. 1901).

2. Maudsley. *Pathologie de l'esprit.*

3. Ribot. *Les maladies de la volonté* (Paris, F. Alcan).

« primer ou à en restreindre le plus grand nombre ».
Les gestes de l'enfant ne sont pas très riches en réalité, mais ils sont d'une grande amplitude. Pour marquer un désir ou un refus, l'enfant joint aux mouvements de la main et de la tête des mouvements du corps. C'est avec son tronc qu'il dit « non ». Qu'on observe maintenant la moue qui lui est familière lorsqu'il boude, et l'on y trouvera l'exagération en amplitude et en durée du mouvement de projection des lèvres qu'on voit s'exécuter d'une manière plus discrète et plus fugitive chez l'adulte, en signe de désapprobation ou de non-acquiescement. Chez l'adulte, en effet, la projection des lèvres s'observe bien dans le même sens, mais le déplacement est exécuté plus rapidement et il a moins de durée que dans la bouderie enfantine.

Au reste, Darwin fait observer que les orangs-outangs et les chimpanzés allongent leurs lèvres lorsqu'ils sont mécontents, irrités, ou de mauvaise humeur : leur moue est encore une exagération de celle qui caractérise la mauvaise humeur enfantine dans l'espèce humaine.

Le phénomène de la « bouche en groin » qu'on a décrit si souvent chez les malades dont nous parlions tout à l'heure peut être interprété d'après ce qui précède comme un signe de régression atavique, et sa fréquence particulière est due sans doute à la répétition des associations qui tendent à fixer ce mouvement, associations qui ont été remarquablement mises en évidence par Preyer[1] dans son ouvrage sur l'âme de

----

1. Preyer. *L'âme de l'enfant*, p. 250 (Paris, F. Alcan).

l'enfant. « Si ce jeu de physionomie est héréditaire,
« nous dit cet auteur, il faut, pour en retrouver l'ori-
« gine, remonter aux ancêtres de l'homme. Tous les
« animaux dirigent leur attention tout d'abord vers la
« nourriture. Les objets que peuvent atteindre leurs
« lèvres, poils tactiles, trompe et langue, sont ceux
« sur lesquels se font leurs premières recherches. Tout
« examen, toute recherche de la nourriture s'accom-
« pagne donc d'une activité prépondérante de la
« bouche et de ses annexes. Pendant l'acte de téter
« qui éveille tout d'abord l'attention du nouveau-né,
« la bouche s'allonge en avant... L'association entre la
« protusion des lèvres et la tension de l'attention, se
« consolide par la très fréquente répétition de l'acte de
« l'alimentation, qui est le processus le plus intéres-
« sant pour le nourrisson, si bien qu'elle ne peut se
« perdre, comme l'indique l'habitude de porter les
« jouets à la bouche. Aussi, non seulement cette asso-
« ciation se prolonge chez l'enfant, mais elle dure sou-
« vent des années, jusqu'à la vieillesse, et la protusion
« des lèvres se présente quand l'attention se trouve
« attirée, quand quelque fait inaccoutumé vient la
« captiver, en particulier quand il s'agit de certains
« modes d'activité tels que l'acte d'écrire ou de dessi-
« ner... » On peut concevoir d'après ces considérations, la fréquence toute particulière de ce jeu de physionomie dans une activité automatique d'origine morbide, comme celle des déments précoces par exemple.

Quoi qu'il en soit, régression infantile ou atavique,
tel est le substratum sur lequel s'appuie l'activité mimique d'apparence maniérée dans l'immense majorité

des cas. Ce substratum apparait presque toujours dans une analyse des détails, alors même qu'il n'est pas mis en évidence par ce qu'on pourrait appeler l'impression d'ensemble.

Le rôle du vocabulaire infantile est d'ailleurs manifeste dans un certain nombre d'observations cliniques où le maniérisme affecte la forme du *puérilisme*. Cette modalité d'expression mimique est surtout fréquente au cours de certains délires que le professeur Pitres[1] a désignés sous le nom de *délires ecmnésiques* et dont MM. Garnier et Dupré[2] ont publié un exemple des plus remarquables. Cet exemple concerne un cas de psychopathie délirante transitoire brusquement apparue chez une jeune femme entachée d'hystérie et d'alcoolisme, surmenée par les fatigues d'une vie irrégulière, et prédisposée par son hérédité aux accidents cérébraux :

Toutes les réponses de la malade sont soulignées par une mimique et une intonation très expressives, où dominent une moue et une inflexion de voix qui rappellent les plaintes de l'enfant... L'analogie devient telle, entre le langage et les manières de cette femme et le langage et les manières d'une toute petite fille, qu'on croirait avoir devant soi, non plus une adulte de trente ans, mais une enfant de cinq ans, non plus une mère qui parle de sa fillette, mais cette fillette même, dans l'expression ingénue et spontanée de sa personnalité enfantine. Ce sont les mêmes jeux dans la physionomie, les mêmes intonations dans le langage, la même

---

1. Pitres. *Des attaques de délire ecmnésique* (p. 290 de ses leçons).

2. Garnier et Dupré. *Transformation de la personnalité : puérilisme mental paroxystique* (Presse médicale, 18 déc. 1901, n° 101, p. 337).

moue, le même regard... A la vue d'une poupée qu'on lui présente, son visage s'épanouit, son regard brille, elle tend les mains vers elle et la demande avec impatience. On la lui donne, et elle l'embrasse, la câline, la dorlote, avec tout le sérieux et toutes les menues manières d'une fillette ; dès qu'on fait mine de la lui reprendre, elle la réclame en pleurant, et la cache dès qu'on la lui rend, sous un pli de son manteau, en suppliant qu'on la lui laisse... On lui présente une corde à sauter : aussitôt, avec la même naïve expression de contentement, elle s'en empare, dispose ses jupes entre ses jambes, et se met à sauter à la corde avec toute la joie d'un enfant... A la manière des tout jeunes enfants, elle tutoie l'interlocuteur, demande et accepte des sous, des bonbons, et remercie avec le sans-gêne naïf et familier de la petite enfance. Une infirmière la berce à la façon d'une nourrice, et elle s'endort bientôt, d'un sommeil calme et régulier, penchée sur elle, avec la facilité et l'abandon d'un enfant sur le sein de sa mère...

On se trouve donc là en présence de toute une série, concordante et systématique de manifestations psychiques et d'expressions mimiques que l'on peut désigner sous le vocable général de *puérilisme*. Il s'agit d'ailleurs d'un syndrome psychopathique d'étiologie fort variable, et dont la malade précédente offre un intéressant exemple de nature hystérique. La littérature médicale de l'hystérie compte quelques observations du même genre. Dans ses études sur le délire ecmnésique, Pitres rapporte un autre cas bien probant de puérilisme mental hystérique, chez une malade qui, lors de ses attaques délirantes, subissait une réversion vers l'état infantile, et se mettait dans son délire de réminiscence à garder dans les prés la vache de sa nourrice, comme elle le faisait à l'âge de sept ans. On pourrait également rappeler les observations plus anciennes de Carré de Mongeron, qui constata à plusieurs reprises, chez des convulsionnaires de Saint-Médard, l'apparition d'un état de régression, qu'il décrit en termes explicites sous l'appellation naïve et pittoresque d'*état surnaturel d'enfance*.

Il est encore plus intéressant d'observer le caractère réversif de l'habitus et de l'activité mimique dans les cas d'ailleurs rares où le sujet recouvre non plus sa personnalité infantile, mais une personnalité ancestrale ou atavique. L'observation suivante en est un exemple peu commun. Il s'agit encore d'un hystérique qui fut conduit à l'Infirmerie spéciale du Dépôt, après avoir été arrêté sur la chaussée d'un boulevard, alors qu'à peu près nu, il exécutait avec une légèreté inouïe des bonds démesurés, au grand ébahissement de la foule.

... Vif, alerte, attentif à tout ce qui l'entoure, ayant tous les sens ouverts et sans cesse en éveil, il ne prononce aucune parole et paraît ignorer l'écriture. Le langage écrit n'attire pas plus son attention que le langage oral. La communication avec lui ne se fait que par gestes, et encore n'interprète-t-il que les plus élémentaires. Ses attitudes, d'ordinaire accroupies, sont des plus singulières ; la plupart de ses mouvements sont simiesques. Tout ce qui l'entoure lui paraît nouveau ; c'est avec un étonnement curieux qu'il examine les objets d'un usage vulgaire, les palpe, et s'assure de leur consistance, comme s'il était dépourvu des notions les plus simples, ou comme si toutes ses acquisitions anciennes, brusquement effacées, étaient à refaire. Il fait entendre des grognements de satisfaction en mangeant gloutonnement, sans dicerner la qualité des aliments qu'il absorbe. En bon-

dissant de droite et de gauche, il s'intéresse visiblement à
l'élasticité des sièges qu'il compare par des pressions successives à la dureté de la muraille. Un de ses gestes ordinaires,
quand une de ces expériences l'intéresse ou quand sa
gourmandise entre en jeu, consiste à mordiller le bord
externe de sa main. Il ne s'assied pas, mais s'accroupit, et,
dans cette posture, il exécute les gestes les plus singuliers,
en restant attentif à tout ce qui l'entoure. La parole de l'interlocuteur quand elle adopte un ton de commandement lui
communique des soubresauts bizarres. Alors, il se mord la
main presque jusqu'au sang, s'agite, grogne, et parait en
proie à une émotion profonde que traduisent les battements
des paupières et les grimaces de la face. Ses mouvements de
préhension s'exécutent à la manière simiesque. Lui pré-
sente-t-on une orange, il s'en empare avidement en émettant
quelques sons inarticulés intermédiaires entre le cri et le
grognement, la porte d'un geste rapide à sa bouche et y
mord à pleines dents, sans se soucier d'en enlever l'écorce.
Moins avisé que l'animal qui décortique et fait un tri, il
place une noix entre ses dents, la brise, et avale le tout. On
dut le priver de ce fruit qui, dégluti de cette façon, n'était
pas sans inconvénient. La nuit, cet être étrange, que les
surveillants appelaient « le singe », demeurait tranquille et
dormait dans une attitude simiesque. Un petit épisode vint
témoigner de ses sentiments affectifs... L'une des religieuses
du service qui lui montrait beaucoup d'intérêt, lui apportait
ses friandises préférées. Il exécutait, au moment de son apparition, ses plus folles gambades, et, comme un chien qui
cherche à caresser son maître, après avoir pris la sœur
comme centre de ses bonds joyeux, il s'approchait timi-
dement, passait et repassait la main sur sa robe, comme
pour une caresse tendre et soumise à la fois. Un jour un
malade agressif fit mine de s'avancer vers la sœur. D'un
bond vraiment prodigieux « le singe » s'élança sur lui, le
renversa d'une poussée vigoureuse. Son émoi fut extrême :
il avait des cris rauques et l'on put croire un instant
que la parole allait surgir à la faveur de cet incident ;

mais il reprit simplement ses façons simiesques, surveillant la religieuse d'un œil jaloux et soumis.

... Il semblait qu'on eût devant soi un être sauvage, privé du langage articulé et dont toute l'éducation était à faire. Ce n'était plus un simple retour à l'enfance : la rétrogradation paraissait franchir l'ultime étape de l'espèce pour donner l'image d'un recul allant jusqu'à l'instinctivité de l'animal. L'ictus amnésique, faisant table rase de toutes les acquisitions, imprimait à l'être humain un tel retour en arrière, qu'on était en présence d'un anthropoïde.

Dans les deux cas de réversion infantile et atavique dont nous venons de rappeler les principaux traits, il s'agit de ces épisodes transitoires devant lesquels la personnalité vraie s'éclipse pour faire place un instant à une personnalité antérieure disparue, sans laisser aucun souvenir dans la suite.

Mais ce n'est pas seulement au cours des états seconds hystériques et des délires ecmnésiques qu'on peut signaler le syndrome reversif que nous étudions. Nous l'avons observé chez nombre de *déments précoces* :

Mlle D... a des réactions mimiques remarquablement bizarres. C'est une perpétuelle minauderie ; ce sont de petites manières comme en ont les enfants. Quand elle dit « non », elle le fait avec un mouvement du tronc et une grosse moue de bébé. Ses yeux restent vagues, bulleux, voilés, mais la bouche se contortionne continuellement en laissant voir l'arcade dentaire supérieure. Son langage présente d'ailleurs des déformations et des néologismes comme on en rencontre souvent dans celui de l'enfant. La pluie lui parle et lui dit : « Tu n'es qu'une margotaine mangouillasse » ; la pendule l'insulte également : « Pour te punir tu seras une sale bijoutaine. » Pendant la nuit on cherche à la « birouner » ; « les gandouillards la trifouillent » ; elle est pourtant « virgi-

nale »... Au reste, les tendances et les conceptions de la
malade sont celles d'une enfant : elle voudrait avoir une
poupée pour jouer ; elle a peur des diables tonkinois à trente-
six cornes, etc.

Mlle H... présente un degré de puérilisme beaucoup plus
accentué encore dans sa mimique aussi bien que dans son
langage. Elle passe la plus grande partie de la journée à s'em-
brasser les bras et les mains avec complaisance, tandis qu'elle
prononce des paroles plus ou moins inintelligibles parmi les
quelles on distingue certains mots tels que « dodo, gros bébé,
mon mignon ». Elle gazouille d'ailleurs plutôt qu'elle ne
parle et semble monologuer une perpétuelle mélopée comme
le font les tout petits enfants.

Les observations de déments précoces ne sont pas
rares où la réversion des attitudes et des gestes, dépas-
sant le degré précédent, confine aux apparences générales de l'animalité. Il serait également superflu d'insister sur l'habitus anthropoïde de certains *idiots*.

La raison psychologique des réactions puériles ou
ataviques dans l'activité des gestes et des expressions
du visage, n'est pas différente de celle qui préside à
l'activité maniérée. En effet, les apparences réversives
que nous venons d'étudier ne sont au total qu'une modalité très pure et particulièrement bien systématisée
du maniérisme. *Indépendance automatique de l'activité mimique qui se donne libre cours en échappant
au contrôle de la personnalité consciente, et réappa-
rition sous cette influence des expressions infantiles
et animaliques les plus anciennement et les plus profondément imprégnées dans le vocabulaire moteur de
l'individu et de l'espèce*, voilà, semble-t-il, l'explication naturelle de tous les phénomènes précédents, phé-

nomènes qui se rencontrent toujours dans les mêmes
cadres de l'aliénation mentale, et entre lesquels on ne
saurait trouver d'ailleurs d'autres différences que des
différences de modalité ou de degré.

B. — TROUBLES PAR ADAPTATION CONVENTIONNELLE

Dans certains cas, l'adaptation du geste à l'idée n'est
pas à proprement parler vicieuse, mais elle est conventionnelle, c'est-à-dire qu'elle n'a de valeur que pour le
malade : le lien idéo-moteur reste subjectif, et la signification de l'expression mimique est inaccessible au
spectateur non prévenu. Il s'agit là de véritables *néologismes*.

Néologismes mimiques.

Les *néologismes mimiques* répondent chez les gens
normaux à ce qu'on pourrait appeler assez justement
« l'argot de la mimique ».

On en découvre aussi des exemples parmi les bizarreries de langage qu'affectent assez souvent certains
déséquilibrés. MM. Meige et Feindel[1] relatent un cas
particulièrement remarquable de cette *jargonomimie*
chez un tiqueur :

« ..... Outre ses tics, qui se traduisaient par de brusques
« secousses de la face, des bras et des jambes, cet homme
« avait pris l'habitude d'accompagner ses discours d'une sin-
« gulière mimique de sa composition. Non content de faire
« accorder un geste avec un mot, il décomposait les mots
« par syllabes, et à chaque syllabe correspondait un geste

1. Meige et Feindel. *Les tics et leur traitement*, 1902.

« approprié. De là de véritables calembourgs mimiques de
« l'effet le plus imprévu. Ainsi, en prononçant cette phrase :
« Nous étions sur un bateau à aubes ; il y avait le capitaine,
« le commissaire et le médecin », notre homme imitait
« d'abord le mouvement des roues (aubes), puis portait la
« main à la hauteur de son front, trois doigt écartés (la cas-
« quette à trois galons du capitaine). Enfin pour mimer le
« mot commissaire, il serrait sa main droite dans sa main
« gauche (comme il serre !) et pour exprimer médecin, il
« faisait mine de saisir sur sa poitrine des mamelles imagi-
« naires (mes deux seins). Ces calembourgs par gestes sui-
« vaient exactement la parole. Volontairement exécutés au
« début, ils étaient devenus entièrement automatiques et
« accompagnaient invariablement les mots correspon-
« dants. »

Chez les *dégénérés obsédés*, certains gestes peuvent
acquérir aux yeux du malade une valeur spéciale, en
se rattachant à une idée déterminée. A cet égard, on
peut distinguer deux cas.

Parfois, c'est un geste auquel le malade attache une
signification défavorable, un geste nuisible dont il
redoute l'apparition et qu'il effectue cependant d'une
manière invincible en vertu d'un paradoxe qui n'est pas
exceptionnel dans le domaine des obsessions. C'est ainsi
qu'un de nos malades éprouvait la sensation de tomber
dans un puits chaque fois qu'il fermait les yeux. A
chaque instant il exécutait malgré lui ce jeu de physionomie dont il éprouvait douloureusement la conséquence immédiate.

D'autres fois, c'est un geste auquel le malade attribue
un sens favorable, c'est le *geste préservateur* qu'il est
obligé d'ébaucher pour éviter un malheur ; ou bien
encore c'est le *geste antagoniste*, geste souvent arbi-

traire qu'utilisent intentionnellement certains tiqueurs pour échapper à l'obsession de leur mouvement favori.

La *spulation* peut avoir une signification spéciale chez les obsédés *onomatomanes*. On sait en effet que la représentation fixe du mot, chez quelques-uns de ces malades, peut être gênante à ce point que ce mot, d'abstrait qu'il était, semble se matérialiser en quelque sorte et produit la sensation d'un corps étranger qui viendrait encombrer la bouche : c'est la « chique nerveuse » de Dumont de Monteux [1]. On peut voir alors le sujet faire de véritables efforts de crachement pour expulser l'importun dont il a peine à se débarrasser.

Mais les *néologismes mimiques* sont particulièrement fréquents chez les délirants anciens, en tant que représentations elliptiques ou symboliques. Les malades soulignent alors ou traduisent leurs idées délirantes par des gestes bizarres dont la signification conventionnelle nous échappe, et qui sont dans le domaine de la mimique l'équivalent du *néologisme verbal* dans le langage parlé et des *signes hyéroglyphiques* dans le langage écrit.

Les gestes cabalistiques qui accompagnent parfois certaines phrases ou certains mots intercalés dans le discours, se remarquent surtout chez les persécutés qui leur attribuent une grande portée en leur donnant le plus souvent le caractère d'une conjuration. Ils se rattachent alors à des idées de défense. Ils peuvent répondre aussi à différentes formules d'exorcisme ou à

1. Dumont de Monteux. *Testament médical*, 1865.

une évocation chez les délirants mystiques. C'est ainsi qu'un de nos malades passait sa journée à décrire dans l'espace avec sa main droite des cercles et des ellipses, tandis qu'il se frottait le ventre d'une façon rythmique avec l'autre main. Ce double geste avait pour effet d'évacuer les Mânes de son frère qui cherchaient à élire domicile dans son propre corps. Un autre exécutait sans cesse dans l'espace le signe de la croix pour chasser les influences du Malin.

Les *néologismes mimiques* sont encore employés fréquemment par certains aliénés pour répondre à des hallucinations ou les faire cesser. Une persécutée du service de M. Séglas faisait dans un pareil but des gestes qu'elle décorait du nom de gestes « excavalatiques », joignant au néologisme mimique un néologisme verbal. De telles manifestations dénotent un délire cristallisé, tendant à la chronicité et reposant déjà sur un fond d'affaiblissement intellectuel. Leur pronostic est défavorable.

On peut également considérer comme des *néologismes mimiques* certains gestes qui répondent à une représentation rudimentaire dans un cerveau arriéré. Il s'agit, en pareil cas, de sujets chez qui les relations psycho-mimiques se trouvent en quelque sorte perverties ou déviées par agénésie. Ces manifestations ne sont pas rares chez les *idiots,* et peut-être pourrait-on leur attribuer, en pareil cas, la signification d'une regression atavique. Nous voulons dire par là que le geste incompréhensible dans l'état actuel de l'évolution pourrait bien avoir son explication et son origine dans les relations psycho-mimiques ancestrales. Au reste, les néologismes mimiques auxquels nous faisons allusions nous rapprochent assez souvent des actes mimiques du tout jeune enfant. Les phénomènes de succion comme signes d'appétence, le trépignement comme signe de mécontentement, le battement des mains comme signe de la joie, sont des expressions mimiques rudimentaires, pour la plupart compréhensibles et ayant leurs équivalents chez les animaux. Mais certains arriérés peuvent témoigner de leurs désirs et de leurs instincts à l'aide d'une mimique plus ou moins particulière qu'il faut apprendre à connaître pour chacun d'eux. Il s'agit encore là de *néologismes mimiques* ayant leur représentation idéative, quelque faible et rudimentaire soit-elle.

Cette représentation idéative disparaît au contraire d'une façon fondamentale dans la rubrique que nous voulons aborder maintenant.

C. — TROUBLES PAR DÉFAUT D'ADAPTATION

Il est des cas où l'adaptation du geste à l'idée n'est point simplement vicieuse ou conventionnelle : elle fait complètement défaut. Le psychisme supérieur a perdu tout droit de contrôle sur l'activité motrice, et celle-ci s'exerce automatiquement, sans raison et sans but.

En vérité, cet automatisme mimique n'est pas l'apanage exclusif de la maladie. Il existe à l'état normal toute les fois que les relations psycho-mimiques sont assises sur une habitude prolongée. C'est ainsi que dans le geste si fréquemment répété du « bonjour » et de l' « adieu » nous avons coutume de tendre la main vers la main qu'on nous tend. Par suite de la répétition journalière du geste provocateur, le geste provoqué s'exécute d'une façon tout automatique, sans le concours de la volonté consciente. Bien mieux, pour peu que nous soyons distraits, le tout puissant réflexe aura la force malicieuse de mettre entre nous et nos pires ennemis le signe amical de la poignée de main.

C'est cette mimique automatique particulièrement stable et organisée qui subsiste, ce sont ces acquisitions anciennes qui survivent, alors que l'effondrement progressif des facultés rend difficile ou impossible toute manifestation basée sur des associations neuves. Aussi bien l'urbanité et les manières mondaines sont-elles épargnées dans le naufrage de l'activité chez le vieillard déchu : les expressions qui s'y rapportent conservent leur intégrité sous une forme quasi-stéréotypée et dissimulent communément dans la vie journalière du sujet le déficit réel qu'un examen plus approfondi met en relief.

Mais c'est surtout dans certains cadres de l'aliénation mentale qu'on trouve l'automatisme absolu du geste et des jeux de la physionomie. Cette activité mimique sans aucun substratum de volonté consciente a sa représentation dans la *stéréotypie* et l'*échokinésie*.

Stéréotypie.

La *stéréotypie* se traduit par la *répétition incessante des mêmes attitudes, des mêmes gestes ou des mêmes jeux de la physionomie, qui se repro-*

duisent d'une manière arbitraire sans raison et sans but.

La revue déjà ancienne de Brugia et Marzocchi [1], le travail beaucoup plus récent de Giammaria Fratini [2], et un intéressant article de M. Cahen [3], nous présentent ce symptôme comme appartenant à un assez grand nombre de maladies. Les publications italiennes de Ricci [4] et de Mondio [5], nous l'exposent comme fréquent au cours des *démences vésaniques secondaires*. Les observations de J. Seglas [6] et de A. Marie [7] nous en fournissent des exemples très nets au cours et surtout à la fin des *délires systématisés*. Il est vrai que certains auteurs tendant à drainer au profit de la maladie de Kraepelin la plupart des observations de démences vésaniques dites secondaires et de délires systématisés à base hallucinatoire, les exemples de stéréotypies signalés en pareil cas, devraient figurer pour eux au contin-

1. Brugia et Marzocchi. *Dei movimenti sistematizzati in alcune forme di indebolimento mentale* (Archivio italiano per le malatié nervose e piri parti colamente per le Alienazoni mentali, sept. 1887, Fers V, ann. XXIV).

2. Giammaria Fratini. *Stéréotypies et phénomènes d'automatisme chez les aliénés* (Riv. sperim. di Freniat., vol. XXXIII, fas. 1, p. 104, 30 avril 1907).

3. Cahen. *Contribution à l'étude des stéréotypies* (Arch. de Neurologie, 1901, 2ᵉ série, p. 476).

4. Ricci. *Le stereotypie nelle demenze e specialmente nelle demenze consecutive* (Riv. sper. de Fren. e med. leg. e alien. ment., XXV, 1899).

5. Mondio. *Hérédité et dégénérescence dans le développement de la démence consécutive et dans celui des stéréotypies que l'on y rencontre* (Riv. ment. neur. et psych. Nᵒˢ 4 et 5, 1900).

6. Séglas. *Société médico-psychologique*, séance des 30 janvier et 27 février 1888.

7. Marie. *Étude sur quelques symptômes des délires systématisés et sur leur valeur*, Paris 1892.

gent de la *démence précoce*. Nous avons étudié nous-même la stéréotypie dans cette affection au cours de divers articles[1], et nous nous bornerons à rappeler ici quelques-uns des nombreux exemples qui nous ont servi déjà touchant la stéréotypie des attitudes, des gestes et des jeux de la physionomie.

Il est nécessaire de grouper les manifestations suivant leurs formules en distinguant d'une part des *stéréotypies akinétiques* ou des attitudes, et d'autre part des *stéréotypies parakinétiques* ou des mouvements, cette dernière dénomination pouvant d'ailleurs s'appliquer non seulement aux gestes et aux expressions de la physionomie mais encore aux mouvements de la parole et de l'écriture ainsi qu'à différents actes plus ou moins complexes de la vie.

a) Parmi les stéréotypies d'ordre *akinétique*, un certain nombre intéressent la totalité du corps, et se ramènent à une façon d'être habituelle dans la *station debout*, dans la *station assise* ou le *décubitus*.

Pendant des journées entières, M. C... reste debout, face au mur, et dans la plus complète immobilité. Les yeux baissés, la tête inclinée sur la poitrine, les membres inférieurs à demi ployés, il prend volontiers la position hanchée. Chaque segment de son long corps semble être en flexion sur le suivant, si bien que sa silhouette pourrait être schématisée dans un zig-zag. L'ensemble donne une impression

---

1. Dromard. *Étude psychologique sur la stéréotypie* (Revue de psychiatrie, 1904). — *Sur la genèse de la formule motrice dans la stéréotypie* (Bulletin de l'Institut psychol., 1905). — *De la stéréotypie dans ses rapports avec les divers éléments de l'activité mentale* (Bulletin de l'Institut psychol., 1905). — *Étude clinique sur la stéréotypie des déments précoces* (Archives de neurologie, 1905).

toute particulière de flaccidité et de relâchement. Généralement le malade reste les mains dans les poches, complètement
figé ; parfois il roule une cigarette et se met à fumer en souriant par intevalles comme s'il lui venait une pensée gaie,
mais sans rien changer à son attitude générale.

L'attitude stéréotypée dans la *station debout* n'est
pas toujours l'attitude indifférente du repos ; elle peut
être expressive d'une idée, encore que cette idée ait
complètement disparu pour faire place à l'automatisme,
ainsi que nous le verrons tout à l'heure.

Dès qu'arrive le médecin, M. M... prend la position du soldat sans armes, la tête droite, les talons joints, les bras au
corps, la paume de la main en avant, le petit doigt sur la
couture du pantalon.

Les stéréotypies de la *station assise* ne sont pas
moins fréquentes :

Mme G... et Mlle R... se tiennent assises les bras croisés, le
corps penché en avant, tandis que Mme H... et Mlle N...
demeurent les jambes repliées à la façon des tailleurs.

Les stéréotypies du *décubitus* complètent la série :

M. F... passe une partie de la journée accroupi ou en
chien de fusil. Mme B... reste pendant des heures sur le dos,
les jambes en l'air et les jupons relevés, dans une posture
peu décente.

A côté des attitudes stéréotypées qui intéressent la
totalité du corps, il en est d'autres qui portent sur tel
ou tel segment de membre, sur tel ou tel trait du visage.

Mlle B... tient pendant plusieurs heures un doigt dans sa

bouche, dans son nez ou dans son oreille. D'autres fois, elle garde les yeux fermés ou n'en ouvre qu'un seul.

b) Les stéréotypies *parakinétiques* ne sont pas moins nombreuses dans leurs variétés.

Le caractère stéréotypé de la marche est assez fréquent :

Mlle B... se traînait « à quatre pattes » exécutant de véritables mouvements de reptation lors de son entrée. Plus tard et pendant fort longtemps elle ne progressa qu'en sautant. Elle trottine aujourd'hui sur la pointe des pieds.

Mlle R... se promène les bras croisés en se dandinant d'une façon continue.

Mme G... marche le corps penché en avant, le visage tourné vers le sol.

M. M... chemine le plus souvent dans la position accroupie et en s'aidant des mains comme le ferait un cul-de-jatte.

M. N... marche de côté à la façon des crabes, ou bien il progresse par gambades. Plus souvent encore, on le voit s'engager dans une direction, puis en un point donné faire volte-face brusquement et sans arrêt pour repartir en sens inverse ou pour décrire un angle avec sa direction première, et cela avec la régularité automatique d'une boule de billard qui vient de toucher la bande.

Certains malades paraissent avoir adopté des expressions physionomiques qui reviennent à chaque instant sans raison. Mlle R... est particulièrement intéressante à étudier sous ce rapport :

La malade contracte fréquemment son frontal; la peau de la région se relève avec accentuation des plis transversaux; les sourcils suivent ce mouvement d'ascension et la physionomie prend l'expression de l'étonnement. Parfois cette expression s'accuse davantage; la malade reste la bouche béante et regarde autour d'elle, comme si son attention était successivement captée par une série d'objets étranges; il lui arrive même de laisser échapper, en pareil cas, des exclamations de surprise empreintes d'une niaiserie affectée. D'autres fois encore, tous les muscles de la face semblent entrer en jeu pour produire une grimace d'ensemble rappelant d'assez près la grimace habituelle que fait tout individu qu'on expose à une lumière trop vive ou qui cherche à fixer le soleil. Cette grimace d'éblouissement peut se réduire; alors les orbiculaires se contractent seuls pour produire un clignement plus ou moins durable, qui porte sur un seul œil ou sur les deux. Souvent, le haut du visage reste impassible, tandis que par un jeu des zygomatiques et des releveurs, le nez se plisse, la lèvre se soulève, et l'arcade dentaire supérieure se découvre, ce qui donne à la physionomie une expression rappelant la mimique du dégoût. En dehors de ces habitudes motrices portant sur certains traits du visage, la malade exécute parfois un double mouvement d'inclination et de rotation de la tête. Celle-ci pivote lentement autour d'un axe vertical de droite à gauche et de gauche à droite, en même temps qu'elle effectue de rapides oscillations de haut en bas, de telle sorte qu'on ne saurait mieux se représenter l'ensemble du mouvement qu'en imaginant une série de menues affirmations greffées sur une large négation.

De même que les expressions de la physionomie, les gestes sont fréquemment l'objet de stéréotypies variées. Certains malades se livrent à une gesticulation continue :

M. C... semble prendre part à une discussion des plus animées, alors qu'il ne prononce aucune parole.

Chez d'autres c'est un mouvement favori revenant par intervalles :

Mme G... dès qu'on lui parle, écarte les doigts et considère avec une attention minutieuse le bout de ses ongles.

Mlle B... tend la main d'un geste visiblement automatique au moment de la visite.

Mme O... ébauche un mouvement plus vague, comme pour atteindre et toucher ceux qui passent à portée de sa main.

On pourrait multiplier les exemples à loisir, mais les précédents nous suffisent pour déterminer les caractères essentiels de toute stéréotypie.

Dans chacune des manifestations que nous avons citées, l'activité musculaire est *coordonnée*. Nous voulons dire par là que les contractions utilisées ne peuvent être considérées comme des réactions élémentaires à distribution purement anatomique, susceptibles d'être assimilées aux réflexes ou aux spasmes. Bien au contraire, il y a constamment mise en jeu d'une « systématisation fonctionnelle ». L'acte musculaire conserve la forme d'un acte adapté au point de vue morphologique, tout en étant destitué, ainsi que nous le verrons tout à l'heure, des opérations psychologiques qui constituent l'adaptation. Ce caractère de coordination rapproche en apparence l'activité stéréotypée de l'activité normale. Mais il en est un autre qui l'en éloigne davantage. Cet autre consiste dans la *fixité*. Que la fixité du processus moteur soit affirmée par la persistance d'une même attitude ou par la répétition d'un même mouvement, elle constitue l'élément indispensable de tout acte stéréotypé, et permet de distinguer cet acte de l'impulsion isolée. Toutefois la fixité ne sépare pas encore d'une façon complète l'activité stéréotypée de l'activité normale, car la persistance

ou la reproduction incessante de certaines manifestations motrices est le propre de nos habitudes journalières. Mais des relations dans le temps passons aux
relations dans l'espace, et nous y trouverons de quoi
compléter la caractéristique apparente de tout acte stéréotypé : non adaptation aux circonstances actuelles,
incongruance par rapport au milieu, apparition intempestive, *inutilité* en un mot, voilà qui frappe tout
observateur, dès le premier abord. Telles sont les qualités *objectives* d'un acte stéréotypé.

Ces qualités sont-elles suffisantes pour caractériser
sans équivoque une manifestation motrice, et pour permettre de ranger cette manifestation d'une façon indubitable dans le domaine des stéréotypies ? Voici un
persécuté qui chaque soir regarde vingt fois sous son lit
avant d'y prendre place. Cet acte est coordonné, il se
répète journellement, toujours identique ; de plus il
est inutile et doit paraître intempestif à qui se
rend un compte exact de la réalité des choses. Dira-
t-on qu'il est stéréotypé ? Non, car s'il possède les *caractères extrinsèques* de la stéréotypie, il n'en a pas les
caractères intrinsèques. Il serait aussi faux de considérer comme une stéréotypie la manœuvre journalière
du délirant qu'il serait déplacé de considérer comme
un tic le reniflement répété d'un malade atteint de
coryza. Dans l'un et l'autre cas, l'acte moteur a son
contenu idéationnel, sa cause finale, son adaptation
volontaire et consciente. Si cette adaptation n'est pas
toujours légitimée par la réalité objective chez le délirant, c'est parce que l'idée qui la commande est elle-
même en conflit avec cette réalité objective ; mais il

n'en est pas moins vrai que cet acte moteur reste adéquat à son contenu subjectif, et conserve par là-même son caractère intégral de légitimité au point de vue psychologique. Tout au contraire les stéréotypies restent au moment de leur production sans substratum conscient, si bien qu'elles sont inexplicables non seulement pour le spectateur, mais pour l'acteur lui-même. La manœuvre que nous prêtions à notre persécuté de tout à l'heure est une manœuvre intempestive, à n'en pas douter ; mais qu'on interroge le malade, et il saura donner la raison subjective de son acte. Le stéréotypé, lui aussi, se livre à des manifestations le plus souvent déplacées par rapport au milieu, mais de plus et surtout il est incapable d'en fournir la raison. Absence de contenu idéationnel : voilà, au point de vue *subjectif*, la caractéristique fondamentale de toute stéréotypie.

Quand nous parlons d'une *absence de contenu idéationnel* nous donnons au mot *stéréotypie* une acception bien déterminée. Mais cette acception, hâtons-nous de le dire, n'est pas la seule qu'on ait adoptée, et l'on peut se rendre compte de la confusion qui règne sur la signification réelle du symptôme qui nous intéresse en lisant les travaux parus depuis quelques années, tant à l'étranger qu'en France.

Meyer, Ziehen, Serbsky, considèrent les mouvements stéréotypés comme des *extériorisations d'idées délirantes*, ou comme des *réactions actives engendrées par des perceptions hallucinatoires*. Ces auteurs présentent à l'appui de leur dire un assez grand nombre d'observations dans lesquelles l'activité stéréotypée paraît nettement en rapport de formule avec un déliré actif constaté au cours de la maladie.

Roller, Neisser, Binder, attribuent les phénomènes de stéréotypie à une *activité purement automatique*, qui serait sous la dépendance de *troubles primaires des centres du mouvement*. A l'inverse des précédents, ils allèguent en faveur dé cette opinion l'absence de processus volitionnel présidant à l'acte et l'impossibilité pour le sujet de justifier cet acte par aucun motif conscient. Lehmann [1] et Frensberg [2] prétendent donner à la théorie de l'*automatisme primitif* une sorte de substratum anatomo-physiologique, en localisant nettement le point de départ des phénomènes dans les ganglions de la base. Ils vont même jusqu'à attribuer un rôle inhibiteur aux couches optiques et un rôle dynamogénique aux noyaux lenticulaires, pour expliquer la forme akinétique ou parakinétique de l'activité stéréotypée. Ces auteurs admettent qu'il existe chez le dément une activité exagérée des ganglions centraux, en se basant sur la formule de « l'affaiblissement cortical avec hyperexcitabilité sous-corticale » déjà émise par Meynert et appuyée elle-même sur les relations qu'affectent entre elles les circulations corticale et basale d'après les travaux de Heger et de De Bœck. Dans les états de déchéance intellectuelle, l'écorce, par suite de lésions dégénératives inconnues, exigerait un apport sanguin toujours inférieur à la normale, et, la différence ten-

---

1. Lehmann. *Zur Pathologie des Katatonen symptome* (All. Zeit. für Psych. B. 55, p. 283).

2. Frensberg. *Ueber motorische symptome, bei einfachen Psychosen* (Archiv. für Psych. XIX, 757).

dant à se reporter sur les vaisseaux de la base, il en résulterait une hyperactivité circulatoire de la région ganglionnaire.

Sommer, Snell, Cahen et d'autres encore, envisagent les attitudes et les mouvements stéréotypés comme des actes musculaires qui, le plus souvent conscients et volontaires dans le passé, deviennent automatiques en se répétant, et tendent à se fixer de plus en plus à mesure que s'accroît le déficit intellectuel du sujet. Regnar Vogt[1] cherche à fortifier cette opinion en s'appuyant sur les idées de James et de Müller. Il admet que les phénomènes physiologiques corticaux qui accompagnent l'apparition d'une image motrice dans le champ de la conscience « persévèrent » alors que cette image n'existe plus en tant qu'image consciente. En d'autres termes, les phénomènes physiologiques ne prendraient pas fin brusquement mais s'éteindraient d'une façon lente et progressive, trop faible désormais pour constituer des faits de conscience. Toutefois, le processus latent qui est descendu au-dessous de ce qu'on pourrait appeler le « point de conscience » serait tout prêt à reprendre l'essor, et il suffirait du moindre stimulus pour réveiller sa vitalité, en lui rendant sa place dans le champ de la conscience. Or, chez les sujets normaux, la « persévération » est limitée, parce que les moyens de communication qui unissent les différentes zones corticales permettent entre les processus psychiques la production d'interférences dont le résultat est une inhibition. Chez les su-

1. Regnar Vogt. *Zur Psychologie den Kalatanischen symptome* (Centralblatt, fur Neur. und Psych. N° 150, juillet 1902).

jets stéréotypés au contraire, la « persévération » est exagérée, parce que les interférences sont rendues impossibles par la rupture des liens d'association entre les zones actives du cortex. Il en résulte que les images kinétiques restent à l'état de clichés et peuvent se reproduire d'une façon constante.

En résumé, il est facile de constater que les différents auteurs placent le phénomène qui nous intéresse aux degrés hiérarchiques les plus opposés de notre activité. Tandis que les uns, considérant les attitudes et les mouvements stéréotypés comme des extériorisations d'idées délirantes ou comme des réactions actives d'origine hallucinatoire, leur prêtent indubitablement le contenu idéo-affectif de tout acte conscient, les autres n'y voient que des réactions automatiques en rapport avec des troubles primaires des centres du mouvement, et considèrent ces réactions comme parfaitement dépourvues de toute adaptation. D'autres enfin prétendent désigner des actes qui s'extériorisent en dehors de tout processus volitionnel et que le sujet ne peut légitimer par aucun motif conscient dans le présent, mais dont le substratum peut être découvert dans le passé. Pour eux l'acte stéréotypé est un acte primitivement intentionnel, mais dépourvu secondairement de ses qualités psychologiques : il participerait ainsi aux caractères d'un grand nombre de manifestations motrices de la vie courante, qui peuvent devenir automatiques par la répétition, alors qu'au début elles étaient pleinement volontaires et conscientes.

La valeur subjective d'un acte stéréotypé devient donc singulièrement équivoque. Le phénomène appartient-il au domaine de l'*automatisme?* S'il appartient au domaine de l'automatisme, s'agit-il d'automatisme *primitif* ou d'automatisme *secondaire ?* Telle est en somme la question qui se pose.

Pour notre part, nous pensons qu'il faut réserver l'étiquette de *stéréotypie* aux seuls actes *automatiques* et ne point l'étendre aux attitudes volontairement conservées et aux mouvements consciemment répétés sous l'influence actuelle d'une hallucination, d'un délire ou d'une obsession.

Pour affirmer la stéréotypie chez un malade, suivant cette conception, il est donc nécessaire d'interpréter « l'équivalent intellectuel » de la formule motrice, si l'on peut dire, et de reconnaître sans équivoque qu'il n'existe derrière cette formule motrice aucune idée délirante active, aucune représentation hallucinatoire actuelle, aucun contenu idéo-affectif en un mot. C'est d'après l'ensemble des réactions que présente le sujet, d'après sa façon générale de se comporter, qu'on reconnaîtra si oui ou non il pense et sent ce qu'il fait, et si la parole ou l'acte en question mérite d'être considéré comme une véritable expression de la stéréotypie.

Pour qu'il y ait stéréotypie, il ne suffit pas que l'attitude fixe ou la gesticulation répétée soit intempestive à l'instant où elle s'exécute et par rapport au milieu : il faut qu'au moment même de son exécution l'acte ne soit plus lié à l'idée qui dans le passé lui a donné naissance. C'est là un fait sur lequel les auteurs n'ont peut-être pas insisté d'une façon assez rigoureuse. Il est cependant de première importance, car il

détient la valeur diagnostique et pronostique du phénomène. C'est pour n'avoir pas marqué cette différenciation capitale et pour avoir englobé sous la même rubrique des actes répétés qui sont encore liés à une idée
directrice, qu'on a souvent méconnu la signification
quasi spécifique de la stéréotypie. Les mouvements
qu'exécutent certains malades sous l'influence d'une
idée pathologique obsédante peuvent se répéter avec
insistance ; de plus, ils peuvent sembler parfaitement
intempestifs par rapport au milieu ; mais |leur ténacité
est en rapport avec la fixité de l'idée directrice, leur
incongruance par rapport au milieu ne fait que réfléter
le caractère illégitime de cette idée. Tant que l'idée
préside à l'acte, cet acte n'a rien en soi de spécifique ;
il se répète parce que l'idée qui le commande est obsédante, voilà tout. Sa signification psychologique est
banale, sa valeur pronostique au point de vue de l'état
des facultés est nulle, et il ne constitue à cette époque
qu'une pseudo-stéréotypie. Or, nous ne doutons pas
que ces pseudo-stéréotypies caractérisées par une fixité
d'attitude ou une répétition de mouvement adéquates
à une fixité ou à une répétition de contenu idéatif,
puissent exister chez nombre d'aliénés. Mais, nous le
répétons, l'élément capital qui donne au phénomène
que nous étudions toute sa valeur, n'est pas réalisé en
pareil cas. Le jour où, l'idée délirante ayant disparu,
le malade continuera sa manœuvre d'une façon automatique, ce jour-là seulement cette manœuvre sera
bien vraiment une stéréotypie.

Sans doute, la distinction n'est pas toujours aisée
dans la pratique, car l'idée ne s'efface jamais d'une

façon brusque et subite ; entre le délire actif et le reliquat stéréotypé d'un délire éteint il y a tous les intermédiaires, et c'est par une série de degrés insensibles que l'acte normal, extériorisation de la pensée, se transforme en une stéréotypie vide de contenu. Il nous paraît cependant essentiel de délimiter l'activité stéréotypée ainsi que nous venons de le faire, sous peine de voir son domaine s'étendre à tout acte persistant ou répété chez un aliéné.

La stéréotypie s'appliquant de manière exclusive à des phénomèmes d'ordre *automatique*, il reste à savoir si cet automatisme est *primitif* ou *secondaire*. Or, il est impossible de trancher la question d'une manière absolue dans un sens ou dans l'autre.

Kraepelin, en définissant l'activité stéréotypée « la durée anormale des impulsions motrices, qu'il s'agisse d'une contracture permanente d'un certain groupe de muscles ou de la répétition d'un même mouvement[1] », paraît désigner les actes musculaires des catatoniques. Le mot « contracture » dont la signification est précise en neurologie, semble indiquer que, dans l'esprit de l'auteur, une circonstance physiologique immédiate préside au symptôme, une modification directe de la cellule cérébrale conditionne le processus morbide dont témoignent les attitudes prolongées ou les mouvements répétés du sujet.

D'autre part, ne semble-t-il pas que certains cliniciens, M. Cahen en particulier, aient voulu décrire tout

—————————

1. Kraepelin. *Psychiatrie*, 1899.

autre chose, quand ils ont désigné sous le même nom
« des actes qui au début sont conscients, volontaires, et
qui deviennent plus tard automatiques et subconscients
par le fait même de leur longue durée et de leur répétition [1] » ? Ici, ce n'est évidemment plus d'un processus
d'activité morbide dont il s'agit, mais d'un phénomène
résiduel.

En fait il est certain que les différents auteurs ont eu
en vue, sous une même dénomination, des manifestations complètement hétérogènes quant à leur substratum psychologique. Nous croyons donc indispensable
de prévenir une confusion qui ne semble pas avoir
préoccupé suffisamment les aliénistes et de distinguer
parmi les phénomènes qui ont été décrits sous un
même nom, des attitudes fixes et des mouvements répétés d'origine *catatonique* d'une part, des attitudes
fixes et des mouvements répétés d'origine *démentielle*
d'autre part.

1° STÉRÉOTYPIES CATATONIQUES. — La stéréotypie des
catoniques est sous la dépendance d'un automatisme
primitif, et le trouble psychologique désigné sous le
nom de « persévération » semble en expliquer le mécanisme fondamental.

Il semble bien que le catatonique présente dans la
vie fonctionnelle de sa cellule nerveuse des modifications en vertu desquelles cette dernière offre, par un
défaut de plasticité physiologique si l'on peut dire, une
tendance remarquable à conserver d'une manière indéfinie les impressions reçues.

1. Cahen. *Archives de Neurologie*, 1902.

Pour éprouver cette tendance, nous nous sommes servi nous-mêmes de manœuvres semblables à celles qu'a utilisées M. Meige chez les tiqueurs :

Dans un *premier groupe* d'expériences, chaque malade était placé debout, les membres supérieurs étendus en croix. Nous présentions une main en guise de support au-dessous de ces derniers, et nous demandions au patient d'abandonner ses bras en les laissant peser de tout leur poids. Quand nous supprimions les supports en retirant nos mains, nous constations presque toujours ce qu'on a justement appelé « l'inaptitude au relâchement musculaire ». Chez aucun de nos malades, en effet, nous n'avons vu les bras retomber suivant la loi de la chute des corps, c'est-à-dire avec une vitesse croissante jusqu'à la verticale pour rencontrer les cuisses, puis rebondir par trois ou quatre oscillations d'amplitude décroissante jusqu'au repos. Chez la plupart, au contraire, les bras restaient étendus dans la position que nous leur avions donnée; chez un assez grand nombre aussi, ils s'abaissaient avec une lenteur extrême, témoignant d'une activité frénatrice de la part des élévateurs, ou avec une brusquerie excessive indiquant une activité accélératrice de la part des abaisseurs. Dans ce dernier cas, les membres en arrivant au niveau des cuisses y restaient accolés le plus souvent au lieu de rebondir passivement, comme si l'effort musculaire se fût continué au moment du repos.

Dans un *deuxième groupe* d'expériences, après avoir placé le malade comme précédemment, nous imprimions à l'un des bras une série d'oscillations de haut en bas et de bas en haut pendant une durée de trente à soixante secondes. Or, voici ce que nous avons pu constater :

Chez certains de nos malades, le membre abandonné à lui-même continuait à se mouvoir dans le sens du mouvement provoqué pendant un temps plus ou moins long. Le plus grand nombre des sujets, au contraire, se comportaient en apparence comme des sujets sains, c'est-à-dire que, la sollicitation cessant, le mouvement du bras ne continuait pas spontanément. Mais nous nous hâtons d'ajouter que cette persistance morbide du mouvement pouvait être appréciée d'une manière indirecte chez la plupart d'entre eux.

Quelques-uns en effet, abandonnés à eux-mêmes, paraissaient obéir encore pendant un certain temps, sinon à l'image d'un mouvement précis, du moins à une représentation kinesthésique plus ou moins vague, et cette représentation kinesthésique s'affirmait le plus souvent par une agitation des doigts appartenant au membre sur lequel nous avions opéré; il y avait si l'on veut, persistance de l'image motrice avec réduction topographique de son mode d'extériorisation. D'autres ne présentaient même pas cette modalité tangible quoique restreinte du phénomène morbide, mais la persistance intempestive de l'image motrice pouvait être vérifiée par un autre procédé. En effet, si au lieu d'abandonner le membre au moment où nous cessions d'exercer notre action il nous arrivait de conserver contact avec lui, nous éprouvions de sa part une ou deux impulsions légères qui témoignaient nettement d'une ébauche motrice dans le sens du mouvement commencé.

Les expériences précédentes, en s'adressant, les unes à des représentations statiques, les autres à des représentations dynamiques, ont eu pour résultat commun de mettre en évidence la persistance intempestive d'une image motrice créée artificiellement.

C'est cette tendance des images motrices à la stagnation, c'est cette persistance anormale des représentations kinétiques, qui paraît expliquer les caractères de l'activité chez le catatonique.

Dans ses modalités atténuées, le phénomène se traduit simplement par une sorte d'engourdissement psychomoteur, par une difficulté de changement, par des hésitations dont témoignent la lenteur et l'incertitude de l'activité motrice et que Finzi et Vedrani ont désignées sous le nom d' « empêchement psychique ». A un degré plus marqué, le même processus aboutit à la conservation des attitudes et à la répétition des mouvements. Les poses bizarres empreintes d'une raideur perceptible au palper, les actes guindés et les gestes sans rondeur qui se répètent avec monotonie, rappelant les mouvements anguleux et cassants de certains jouets mécaniques, sont l'expression de ce défaut de plasticité cellulaire dont nous parlions tout à l'heure, et portent même au point de vue clinique le cachet tout spécial qu'ils doivent à leur origine.

Ces phénomènes qui sont généralement escortés de manifestations caractéristiques (raideur catatonique, flexibilité cireuse ou négativisme), paraissent sous la dépendance d'une inhibition transitoire plutôt que d'une déchéance définitive. Ils sont susceptibles de régression, et leur constatation ne saurait fournir une indication précise quant à l'avenir définitif des facultés intellectuelles du malade.

2° Stéréotypies démentielles. — La stéréotypie des *déments* relève d'une pathogénie tout à fait distincte de la précédente. Chez eux, on peut découvrir, en se reportant à un passé d'activité consciente, l'explication d'une attitude, d'un jeu de physionomie ou d'un geste stéréotypé, et l'on doit considérer la fixité ou la répétition de cette attitude, de ce jeu de physionomie ou de ce geste, comme le résultat d'un *automatisme secondaire*.

Parmi les actes de la vie consciente et volontaire, il

en est qui sont particulièrement capables de se transformer en stéréotypies ; ce sont ceux qui ont été fortement imprimés dans la mémoire par un état émotionnel. Cette proposition se déduit naturellement de cette vérité générale, à savoir que notre vie affective est la grande dispensatrice de nos souvenirs et qu'il faut chercher dans l'intensité de ses ébranlements la cause fondamentale de la fixation de nos images kinesthésiques comme de toutes nos images mentales.

Il est donc naturel de trouver dans les *idées délirantes* anciennes l'origine d'un très grand nombre de formules stéréotypées qui nous apparaissent comme un témoignage posthume d'une activité émotionnelle désormais éteinte.

Au début, il se produit des mouvements parfaitement *conscients* et corrélatifs d'une idée également *consciente*. Le malade sait pourquoi il agit et il en donne une raison valable. Mais voici que survient la ruine de l'intelligence. La synthèse psychique volontaire et consciente qui rattachait primitivement l'acte à l'idée fait place à l'automatisme. L'idée délirante s'estompe, s'affaiblit, sans disparaître encore totalement et en restant subconsciente tout d'abord, puis s'efface définitivement. La représentation de l'acte, au contraire, s'enregistre dans la mémoire organique ; cette représentation persiste et cet acte va continuer à se répéter dans la suite. Alors le malade ne pourra plus dire le pourquoi de ses mouvements. Il les exécute non plus volontairement et consciemment mais par simple habitude et machinalement.

Toutes les idées délirantes peuvent occasionner des

stéréotypies de ce genre. Toutefois nous tenons à faire observer qu'entre l'expression motrice actuelle et l'idée délirante ancienne, le lien n'est pas toujours facile à découvrir. Certains actes, alors qu'ils étaient adaptés à une idée, pouvaient n'avoir cependant qu'une valeur conventionnelle. En d'autres termes, le lien idéo-moteur pouvait être purement individuel et subjectif à cette époque. Tel est le cas de certains gestes de défense ayant pour le malade la valeur d'une conjuration. Ces gestes qui sont au point de vue mimique l'équivalent d'une écriture hyérogliphique ou d'un néologisme, restaient incompréhensibles pour autrui à l'époque où ils avaient un caractère intentionnel ; à plus forte raison est-il difficile d'en ressaisir le contenu le jour où, ce contenu ayant disparu, l'acte s'est transformé en stéréotypie.

Si les actes primitivement adéquats à un délire quelconque sont aptes entre tous à la transformation stéréotypique, il en est d'autres qui jouissent du même privilège pour des raisons différentes. En effet, la fixation des images kinétiques n'est pas seulement sous la dépendance des phénomènes émotionnels qui leur font escorte. L'intensité de cette fixation peut être due à l'apparition répétée des images dans le champ de la conscience sans rien préjuger de leur concomitant affectif.

Ainsi les *actes professionnels*, dont le contenu émotionnel est restreint, apportent-ils un sérieux appoint au contingent des stéréotypies.

Dans l'une de nos observations, ce malade qui prend automatiquement la position réglementaire du soldat est un ancien militaire. Un autre qui se destinait au théâtre, passe des journées entières à répéter le même geste d'un acteur connu, en débitant le même vers d'un drame de Victor Hugo. Un troisième dont les prétentions artistiques furent plus modestes, grimace continuellement en se dandinant avec une niaiserie affectée dans laquelle on devine le rôle qu'il occupait jadis au café-concert.

Cette origine professionnelle a d'ailleurs été signalée dans nombre d'observations publiées par divers auteurs.

Un ancien gymnaste examiné par M. Séglas, prenait toujours, lorsqu'il était au repos, la position bien connue qui consiste à se tenir la tête haute, le poing fermé sur la hanche, la jambe droite croisée devant la gauche, le pied droit relevé verticalement. Remarque non moins caractéristique : il mettait constamment sa veste dans son pantalon, ses bas de pantalon dans ses souliers, et il se serrait les poignets avec des tresses. On le voyait également sauter les escaliers, grimper aux arbres, aux colonnes, aux grilles, et faire avec ses bras des mouvements rythmiques dans lesquels on reconnaissait les exercices du gymnaste.

M. Cahen relate aussi le cas d'un estampeur qui dès son entrée commençait à répéter avec ses mains les gestes que font les hommes de sa profession. « Actuellement, dit-il, ce malade est tombé dans la démence... toute la journée, quelque position qu'il occupe, qu'on essaie de lui parler ou non, il accomplit son ancien geste professionnel d'estampeur ; ou du moins ce geste s'est simplifié, car, en réalité, il ne fait plus qu'agiter l'un ou l'autre de ses doigts. »

A côté des cas où la formule de l'acte stéréotypé trouve son explication dans des circonstances parfaitement définies, telles qu'un délire ancien ou des habitudes professionnelles antérieures, il en est d'autres dont la genèse paraît toute *fortuite*. Ici c'est une expression mimique rencontrée par hasard, qui se fixe [et revient pendant un temps avec une persistance désespérante ; là, c'est un mouvement banal qui, ayant eu sa raison d'être un beau jour, se reproduit plus ou moins longtemps. Parfois, on peut assister pour ainsi dire « *de visu* » à la formation d'une de ces stéréotypies fortuites ; il est même possible d'en provoquer l'éclosion à loisir chez certains malades. C'est ainsi qu'au cours d'un interrogatoire, un hébéphrénique auquel nous avons donné l'ordre de gratter une feuille de papier, continue et recommence à satiété et à propos de tout son acte de grattage. Ces phénomènes se confondent, ainsi qu'on peut le voir, avec les réactions de « persévération » que nous avons étudiées dans un précédent chapitre. Leur mécanisme essentiel n'est d'ailleurs pas différent de celui des stéréotypies d'origine délirante ou professionnelle : le trouble profond des facultés associatives est à leur base. Mais nous ne voulons pas anticiper sur cette étude de psychologie délicate à laquelle nous consacrerons dans un instant le développement qu'elle mérite.

Ajoutons seulement que les stéréotypies de formation extemporanée auxquelles l'esprit s'accroche pour un temps, sont habituellement d'une certaine fragilité, contrairement à celles qu'une origine délirante ou professionnelle a su fixer définitivement comme un vestige

indélébile du passé. Dans ce dernier cas, en effet, la stéréotypie tend à se simplifier et à s'unifier de plus en plus
mais non point à disparaître. A mesure que les représentations deviennent de moins en moins nombreuses,
une sélection s'effectue, et dans cette lutte pour la survivance, ce sont généralement les formules les plus
anciennes qui restent maîtresses des lieux, justement
parce qu'elles se recommandent d'une plus longue
habitude, et sont assises par suite sur des bases plus
solides. Mais dans cette « condensation » il ne faudrait
pas voir une « régression ». Nous y trouvons au contraire la marque d'une évolution progressive tendant
vers l'unité d'expression motrice.

Quoi qu'il en soit, dans tous les cas que nous envisageons, l'activité fut primitivement engendrée par une
idée, mais cette idée a disparu petit à petit, tandis que
l'acte adéquat s'est continué à la façon d'une habitude
acquise. Cette transformation s'est opérée en vertu
d'un mécanisme spécial qui nous reste à élucider.

Chez certains déments, chez les *déments précoces* en
particulier, les éléments de la pensée ne sont pas forcément détruits ; mais ils tendent à vivre isolés, sans
communiquer entre eux ni s'éveiller mutuellement. Chacun d'eux subsistant pour son propre compte en tant
qu'unité n'appelle en aucune façon les éléments proches
ou lointains qui pourraient lui être associés normalement. En un mot, les états de conscience deviennent
de plus en plus indépendants, et se succèdent sans
entretenir aucun lien ni aucun rapport. Cette tendance des éléments de la pensée à vivre d'une vie indi-

viduelle fait qu'ils ne peuvent être systématisés et que le sujet est incapable de coordonner ses diverses représentations mentales, pour en former une synthèse personnelle. Les représentations actuelles ne sont pas rattachées aux représentations antérieures par un travail d'assimilation ; elles ne sont pas incorporées à l'ensemble de ces représentations antérieures dont la réunion systématisée constitue chez un sujet normal l'agrégat supérieur de la personnalité consciente. Ainsi peut-on dire que le défaut de cohésion entre les éléments de la pensée conditionne les caractères de la vie intellectuelle chez certains déments ; et nous inclinons volontiers à croire que ce trouble fondamental commande également les modifications de la vie *affective* et *volitionnelle* du sujet. Si nous considérons d'une part les *sentiments affectifs*, nous devons reconnaître qu'ils sont essentiellement conditionnés à l'état normal par des opérations associatives, car ils se ramènent, en dernière analyse, à la perception intégrale des attributs de leur objet et à l'adaptation de chacun des éléments constitutifs de ces attributs aux éléments adéquats qui composent les tendances de notre personnalité consciente. Si nous envisageons maintenant les *actes volontaires* d'un sujet normal, nous les trouvons encore solidaires de sa vie associative. Qu'est-ce que « vouloir », si ce n'est affirmer un groupe d'associations ? Un mouvement volontaire n'est « volontaire » que par ce fait qu'il y a association de sa représentation motrice à une série d'autres images formant un système coordonné dont la résultante constitue pour cette représentation motrice un stimulus d'extériorisation. Aussi peut-on dire de la volonté qu'elle n'est qu' « une coordination extrêmement complexe », suivant l'expression de M. Ribot.

Si nous insistons sur ces considérations générales, c'est pour montrer que le *défaut de cohésion entre les éléments de la pensée* auquel on tend à ramener les troubles intellectuels de certains déments, peut avoir son retentissement en dehors des phénomènes d'idéation pure, et jusque dans le domaine de *l'activité motrice*. C'est sur lui que nous nous appuierons pour expliquer la genèse et le mécanisme des *stéréotypies secondaires*.

Nous avons vu que ces manifestations prenaient racine dans une *activité adaptée consciente et volontaire* dans le passé. Les attitudes et les mouvements dont il s'agit ont été primitivement engendrés par une idée, mais cette idée a disparu petit à petit, tandis que l'acte adéquat s'est continué à la façon d'une habitude acquise. Cet acte qui se reproduit aujourd'hui sans raison et sans but, traduisait naguère des états psychiques, et un examen rétrospectif peut faire découvrir, comme point de départ d'une manifestation inexplicable actuellement, un passé idéo-affectif qui lui tient lieu d'origine.

Ce sont les conditions de cette survivance de l'acte à son contenu idéatif, c'est le mécanisme de ce divorce entre l'élément moteur et son élément psychique, adéquat que nous voulons interpréter, en cherchant pourquoi et comment une activité primitivement adaptée a pu déchoir secondairement jusqu'à *l'automatisme*.

L'évolution de notre activité motrice vers l'automatisme, lorsque cette activité est appelée à se reproduire sous une forme identique est un fait bien connu. Une foule de mouvements deviennent automatiques par la répétition, si bien que toute intervention corticale cesse de leur être utile et peut même nuire jusqu'à un certain point à la correction ou à la rapidité de leur exécution. Cette loi paraît s'étendre à toutes nos habitudes motrices, et l'on peut même dire que cette activité sans intervention de volonté consciente est à la fois le postulatum de l'éducation pratique et l'un des facteurs principaux de la vie courante.

Mais entre l'automatisme de l'habitude normale et celui de l'habitude morbide qui nous intéresse, il existe une différence fondamentale.

Dans le premier cas, en effet, l'acte pour être automatique n'est pas intempestif; il ne se produit qu'à l'occasion du but poursuivi. D'autre part, cet acte, pour s'effectuer sans participation de la conscience et de la volonté, n'en reste pas moins sous la domination virtuelle de ces facultés. Sans doute, le marcheur, le pianiste exercé, ne veut ni ne pense les mouvements de ses jambes, ou de ses doigts, pas plus que le dément stéréotype ne veut ni ne pense les attitudes ou les mouvements de sa stéréotypie ; mais ici, la volonté consciente, pour négliger ses droits, ne les a nullement abdiqués. Le *centre o* a rendu la bride aux *centres polygonaux*, mais il les tient encore en main ; le *psychisme supérieur* laisse libre cours au *psychisme inférieur*, mais il a l'œil sur sa conduite. La meilleure preuve que la volonté consciente n'a point perdu ses prérogatives, c'est qu'elle peut les reprendre au gré du sujet. Notre marcheur, s'il le veut, peut penser qu'il marche : il peut marcher plus vite ou plus lentement ; il peut s'arrêter même. Notre pianiste peut modifier bénévolement le jeu de ses phalanges.   .

Rien de semblable dans l'activité automatique que nous cherchons à analyser. Nous sommes encore ici en présence d'un *automatisme secondaire*, mais le produit de cet automatisme a pour caractère de ne pas être adapté et de se répéter d'une façon continue sans que le sujet puisse faire acte d'inhibition.

Partant, le problème se ramène à résoudre les trois questions suivantes :

a) *Comment une représentation kinesthésique, primitivement adaptée, cesse-t-elle de l'être secondairement ?* — b) *Pourquoi cette représentation désormais inadaptée tend-elle à subsister ou à se reproduire indéfiniment ? — c) Pourquoi tend-elle à s'extérioriser d'une manière fatale et sans aucun frein ?*

a) L'acte stéréotypé était autrefois représentatif d'une idée ; il était adapté à un objet. Puis, petit à petit, cet objet ayant disparu, l'acte séparé de l'idée s'est perpétué sous la forme d'une habitude que le malade n'explique plus. Or, qu'est-ce qu'un acte adapté, en tant que fait de conscience ? C'est un système plus ou moins complexe dans lequel la représentation motrice est reliée à d'autres images par une série d'associations dont la résultante constitue ce que nous appelons communément un motif ou un but, c'est-à-dire un mobile d'action soit intrinsèque soit extrinsèque. Ce sont ces liens associatifs qui font qu'une représentation motrice est *adaptée* et qu'elle est autre chose qu'une simple image kinesthésique. Ce sont eux qui font qu'un acte est *intentionnel* et qu'il est autre chose qu'une manifestation brute d'activité musculaire.

Supposons donc ces liens associatifs se disjoignant d'une façon progressive. Il en résultera que tout autour de la représentation kinesthésique le périmètre d'activité va se restreindre, laissant dans l'obscurité un nombre de plus en plus considérable d'éléments parmi ceux qui participaient autrefois à la constitution du système, et il arrivera un moment où, ce périmètre venant à se confondre avec son propre centre, l'image kinesthésique subsistera seule ; le champ de la conscience se sera rétréci jusqu'au *monoïdéisme*.

On n'exprime pas autre chose quand on dit, en parlant des stéréotypies, que l'idée a disparu, mais que l'acte reste. Un acte qui reste sans idée, c'est-à-dire sans raison et sans but, ce n'est pas autre chose qu'une image motrice privée de ses associations. Cette image motrice fixée dans la mémoire organique est toujours vivante, mais les associations qui lui donnaient autrefois son caractère d'adaptation n'existent plus, et cette image, tout en conservant ses propriétés d'extériorisation, n'est plus en tant que fait de conscience qu'une oasis au milieu du désert.

b) Le défaut de cohésion entre les éléments de la pensée vient de nous expliquer la formation d'une image kinesthésique autonome, manifestation brute d'activité motrice, désormais destituée de ses liens associatifs, et de ce fait privée de tout caractère d'adaptation. Il va nous expliquer maintenant pourquoi *cette image kinesthésique tend à subsister ou à se reproduire indéfiniment dans le champ de la conscience.*

Le changement, qui est la condition *sine qua non* de notre vie consciente, est déterminé par l'action réciproque qu'exercent les uns sur les autres les éléments de la pensée, les représentations actuelles venant à chaque instant de la durée prendre contact avec les acquisitions antérieures et les modifier de mille façons, tout en s'incorporant à leur tour au contenu de la personnalité. En d'autres termes, dans un cerveau valide, la variété et la complexité de l'activité motrice viennent justement de ce que, les éléments de l'esprit ayant entre eux une solidarité parfaite, leur utilisation individuelle est absolument contingente et subordonnée aux exigences du système, d'où il résulte que chacun d'eux subit de la part de tous les autres une série d'interférences, de carambolages, de modifications incessantes, susceptibles d'influencer de mille manières son orientation propre. De là toute la nouveauté, tout l'imprévu, tout le caractère atypique de notre activité normale.

Mais supposons maintenant les éléments de l'esprit conservant leur autonomie par suite de la rupture des liens qui doivent normalement les unir. Ces éléments seront autant d'individualités indépendantes les unes des autres et incapables de s'influencer mutuellement. De cet état d'ankylose, il résultera que toute représentation occupant à un moment donné le champ de la conscience aura tendance à se figer et à s'y maintenir par défaut d'influences réductrices, si bien que toute activité développée ne pourra se traduire que par la répétition monotone d'une manifestation toujours identique à elle-même.

Ainsi la variété de notre activité motrice se trouve essentiellement conditionnée par la solidarité réciproque des éléments de l'esprit. Qu'on supprime cette solidarité, qu'on provoque l'indépendance réciproque de ces éléments psychiques, et l'on court immédiatement à la persistance, à la répétition, à la monotonie de l'expression motrice. Aussi rencontre-t-on cette monotonie de l'expression motrice dans la plupart des états pathologiques au cours desquels le nombre des représentations capables d'occuper simultanément le champ de la conscience tend à diminuer, parce que les influences réciproques, les interférences, les carambolages dont nous parlions tout à l'heure, tendent à devenir plus rares de ce fait. Il suffit, pour vérifier cette assertion, d'observer le caractère remarquablement stéréotypé de certains sujets en état d'ivresse. On dirait que chez eux l'activité motrice cherche à se donner libre cours en demandant un minimum d'effort à l'activité intellectuelle. Les éléments de la pensée ne pouvant s'appeler mutuellement pour comparaître ensemble et se livrer à un travail de sélection sans cesse renaissant et toujours producteur de nouveauté, une représentation se fixe sans concurrence dans le champ de la conscience, et fait à elle seule tous les frais de l'extériorisation motrice. C'est une façon de *monoïdéisme* qui ne peut engendrer que répétition et monotonie.

Nous croyons avoir insisté suffisamment sur la possibilité d'expliquer par la dissociation des éléments

psychiques la persistance illicite d'une représentation
kinesthésique et la monotonie d'expression motrice qui
en résulte. Il nous reste à montrer comment cette persistance s'alimente d'un cercle vicieux et tend à s'établir
sur un fondement de jour en jour plus solide.

Si nous cherchons, ce que deviennent les sources
d'activité motrice en dehors de la stéréotypie chez le
dément, nous les voyons s'affaiblir d'une façon progressive. Et tout d'abord, si l'on veut bien observer que
la vie volitionnelle a ses racines dans la vie affective, on
reconnaîtra que l'indifférence du dément qui ne s'attache à rien et ne fixe son attention sur rien, appauvrit
foncièrement les sources de volition, et stérilise en quelque sorte dans son berceau l'activité spontanée du sujet.
D'autre part cette activité spontanée est de moins en
moins susceptible d'adaptation ; elle est de plus en plus
incapable de se traduire par des actes nouveaux exigeant une synthèse actuelle.

Il en résulte que l'activité motrice du malade tend à
se partager entre deux ordres de manifestations. Les
unes ayant un caractère d'actualité, appartiennent aux
phénomènes purement instinctifs de la vie végétative ;
les autres, reliquat de l'activité cérébrale antérieure, se
rapportent à des actes déjà élaborés intellectuellement
et dont la représentation a été fixée d'une façon intense
ou prolongée dans le passé. C'est que les actes, même
complexes, qui ont été pensés et voulus antérieurement, ont avec les actes de la vie végétative une communauté de caractère : les uns et les autres ne récla-
ment que la représentation d'une synthèse déjà élaborée,
laquelle peut surgir en dehors de tout acte intellectuel

dans le présent. Ils se séparent ainsi des actes nouveaux qui, par leur caractère d'adaptation actuelle à des circonstances aussi variées qu'imprévues, exigent un effort de création, un travail de synthèse en un mot.

Quoi qu'il en soit, le sujet ne pouvant accomplir des actes nouvellement adaptés tend à dépenser son activité en actes habituels et familiers qui en raison de leur répétition antérieure n'exigent aucune élaboration intellectuelle et peuvent s'exécuter par routine.

Or la représentation kinétique de ces actes subsiste avec d'autant plus de facilité que, la mémoire étant désormais incapable de rien ajouter à la masse des acquisitions, le stock des images réductrices ne tend pas à s'enrichir. Bien mieux ce stock tend à s'appauvrir, les éléments dont il se compose devant périr les uns après les autres par ce fait qu'ils se tiennent dans l'ombre et sont rappelés de moins en moins souvent dans le champ de la conscience. En effet, une fois que la stéréotypie est constituée, le mouvement qui se répète uniformément parce qu'il trouve sa voie tracée tend à tracer cette voie mieux encore, d'où facilité plus grande d'une réalisation ultérieure, et ainsi de suite. Les centres coordinateurs du mouvement stéréotypé subissent la réaction de ce mouvement en vertu de la grande « loi de réciprocité » entre la fonction et l'organe, de sorte que par la répétition de l'acte ils doivent devenir de plus en plus aptes à le reproduire.

Ainsi, l'*hyperkinésie fonctionnelle locale* va-t-elle toujours croissante au milieu de l'*hypokinésie générale* qui l'environne.

En résumant les considérations qui précèdent, qu'en

pouvons-nous déduire? Nous voyons d'une part une difficulté progressive dans la création de toute synthèse nouvelle, de toute coordination actuelle, et nous voyons d'autre part une aisance toujours croissante dans l'utilisation d'une synthèse ancienne d'une cordination toutefaite. En d'autres termes, nous ne trouvons autour de l'acte stéréotypé qu'« empêchement psychique », engourdissement et ankylose, alors que cet acte, lui, possède toutes les commodités d'extériorisation. Libre écoulement par la stéréotypie et résistance en dehors d'elle, telle est la situation qui s'offre à l'activité motrice. N'est-t-il pas naturel que la décharge de cette activité, quel que soit son potentiel, tende à canaliser par le chemin de plus faible résistance, et à suivre la voie qui lui offre la plus grande facilité d'écoulement? Cette conclusion est conforme à la « loi de moindre effort », et en matérialisant la comparaison que nous venons d'exposer, on peut dire que la stéréotypie, véritable « trajet fistuleux », devient pour l'énergie motrice un émonctoire naturel.

c) Nous avons expliqué la formation d'une représentation motrice privée de toute adaptation et la persistance indéfinie de cette représentation motrice dans le champ de la conscience. Nous devons encore montrer, en restant fidèle au principe qui nous a guidé jusqu'ici, pourquoi et comment *cette représentation s'extériorise d'une manière fatale et sans aucun frein.*

D'après la théorie de Bain et de Spencer, la pensée d'un acte c'est déjà cet acte qui commence. Entre la simple conception d'un mouvement et ce mouvement définitivement extériorisé, il y a pourtant un abîme dans la pratique : cet abîme est constitué par ce qu'on pourrait appeler le « temps d'assimilation ou de détermination », lequel consiste dans la transformation de l'image motrice en une tendance individuelle, ou, ce qui revient au même, dans l'assimilation de cette image à la personnalité de l'individu. Si ce temps qui est la marque essentielle de tout acte volontaire et conscient vient à faire défaut, le processus passe sans transition et sans arrêt du « temps de représentation ou d'imagination » au « temps d'extériorisation ou d'exécution ». Or, il est facile de montrer que le « temps d'assimilation » qui est essentiellement inhibiteur, se ramène à un travail de synthèse et exige par suite cette cohésion des éléments de la pensée dont le malade est justement privé.

En effet, le pouvoir d'inhibition n'est pas une faculté supérieure et indépendante, mais une simple résultante de tous les éléments composants de la personnalité. Quand, en présence de phénomènes conscients et volontaires, les auteurs parlent de la surveillance du *psychisme supérieur* par rapport au *psychisme inférieur*, quand ils parlent de la subordination exercée par le *centre o* sur les *centres polygonaux*, les uns et les autres ne font qu'affirmer l'*agrégat de tous les éléments constitutifs de la personnalité*. Au contraire, quand en présence de phénomènes automatiques, les auteurs parlent de l'autonomie du *psychisme inférieur* ou de l'indépendance des *centres polygonaux*, les uns et les autres expriment par là un état de *désagrégation psychologique*, en vertu duquel les éléments tendent à vivre pour leur propre compte sans se rattacher à une *synthèse générale*.

Dans un cerveau valide, c'est la neutralisation réciproque qu'exercent les uns sur les autres les éléments de la pensée, ce sont les phénomènes d'interférence produits par le contact d'images simultanées, qui constituent le pouvoir d'inhibition.

Dans un cerveau désagrégé au contraire, ces phénomènes d'interférence ou de neutralisation deviennent impossibles et l'inhibition le devient aussi, du même coup. L'agrégat de la personnalité disparaissant dans la dissociation des éléments psychiques, chaque élément désagrégé peut s'extérioriser sans être retenu par ses rapports de cohésion avec les autres éléments ; chaque état de conscience vivant isolé s'impose brutalement et s'extériorise aussitôt.

En d'autres termes, de même que la multiplicité des associations fait varier les représentations d'une façon incessante, de même elle intervient aussi en constituant un frein capable d'empêcher l'extériorisation immédiate de chacune de ces représentations. Qu'on supprime les liens associatifs et par là même les influences réductrices des représentations les unes par rapport aux autres, et il y aura passage automatique de l'image à l'acte.

Ainsi, c'est encore la dissociation des éléments de la pensée, qui vient nous expliquer l'extériorisation fatale et immédiate de l'acte stéréotypé dont la représentation accapare sans concurrence le champ restreint de la conscience.

De toutes les considérations précédentes on voit se dégager une unité de principe sur laquelle nous voulons attirer une dernière fois l'attention : *Dissociation des éléments psychiques, situation indépendante de ces éléments les uns par rapport aux autres, défaut de synthèse* en un mot, tel est le *fonds mental* sur lequel nous nous sommes constamment appuyé pour expliquer la formation d'une *représentation motrice privée de toute adaptation, représentation qui tend à se fixer indéfiniment et à s'extérioriser fatalement* ».

Cette dernière formule n'est pas autre chose qu'une définition psychologique de la *stéréotypie secondaire*.

Pour compléter l'analyse psychologique des manifestations qui nous intéressent il nous reste à les différencier de manifestations voisines avec lesquelles on les confond presque couramment.

La plupart des auteurs utilisent indifféremment les mots « tic » et « stéréotypie » ; et en vérité la ligne de démarcation entre les deux phénomènes a toujours été vague... si vague que ce qu'on a dit de l'un pourrait s'appliquer à l'autre, et inversement.

Il faut reconnaître pourtant quelques efforts de précision. M. Cahen [1] soutient que la stéréotypie « n'a rien de convulsif » et présente au contraire toutes les apparences d'une activité « intentionnelle ou professionnelle ». MM. Meige et Feindel [2] émettent des considérations analogues : « Pour la précision du langage, disent-ils, il serait nécessaire de réserver la dénomination de stéréotypie aux seuls accidents moteurs dans lesquels les caractères de la contraction musculaire ne

---

1. Cahen. *Contribution à l'étude de la stéréotypie* (Archives de Neurologie. 1902).

2. Meige et Feindel. *Les tics et leurs traitements*, 1902, p. 458.

diffèrent pas de ceux que celle-ci affecte dans les gestes normaux ». En s'exprimant ainsi ces différents auteurs ont évidemment en vue d'établir une ligne de démarcation clinique entre les *tics* et les *stéréotypies*.

Au reste, M. Cahen dit positivement : « Le tic est toujours spasmodique... Or, par définition, les mouvements stéréotypés ne le sont pas. » MM. Meige et Feindel ne sont pas moins affirmatifs : « Dans la stéréotypie l'acte moteur conserve l'allure d'un mouvement normal... Dans le tic au contraire, la contracture musculaire est viciée, trop brève ou trop durable ; il y a convulsion clonique ou tonique. »

Ainsi les auteurs qui ont cherché à distinguer cliniquement les *tics* des *stéréotypies* se sont basés sur le caractère apparent de la réaction motrice qu'ils disent *convulsive* dans un cas et *non convulsive* dans l'autre. Tandis que dans les *tics* cloniques et toniques, il y a exagération de la promptitude, de l'intensité ou de la durée de la contraction, dans les *stéréotypies* parakinétiques ou akinétiques, l'acte moteur conserve le caractère d'un acte normal.

Pour notre part, nous croyons que cette différenciation reste fondée dans la majorité des cas, mais qu'elle ne saurait s'appliquer à tous. Elle n'a certainement pas la valeur d'un élément capable de séparer foncièrement les deux groupes de phénomènes.

Sans doute, si l'on envisage certains cas extrêmes, la notion précédente s'impose. Si l'on considère un *stéréotypé* qui, chaque fois à la même heure, se couvre de son chapeau, passe dans la chambre voisine, se met paisiblement au piano, et exécute le plus naturellement du monde un air favori, il semble que nous soyons en présence d'actes musculaires normaux, à caractère intentionnel et à forme complexe. Nous n'y trouvons ni brusquerie insolite, ni intensité excessive, ni quoi que ce soit qui puisse faire songer à une convulsion. Si l'on envisage maintenant le *tiqueur* qui cligne de l'œil en faisant une grimace aussi brusque que disgracieuse, celui-là donne bien au contraire l'impression d'utiliser trop de muscles, d'employer trop de force motrice et de la décharger avec trop de vigueur pour l'acte à accomplir, de dépasser en un mot aussi bien en étendue qu'en intensité les exigences de la fonction. Mais entre ces deux types extrêmes que nous choisissons à dessein, tous les intermédiaires existent. Entre l'unité, la simplicité, la brusquerie du clignement, et la multiplicité, la complexité, la coordination détaillée des mouvements effectués par notre musicien de tout à l'heure, on peut trouver tous les degrés.

Une stéréotypie, à ne considérer que son aspect extérieur, ne donne pas toujours l'impression d'un acte « normalement exécuté », tant s'en faut. N'est-ce pas le propre des aliénés en général, et n'est-ce pas surtout l'apanage des déments précoces, que de marquer au sceau de l'originalité leurs expressions mimiques, leurs mouvements, leurs actes les plus simples comme les plus complexes ? Chez eux non seulement l'acte peut être bizarre parce qu'il émane d'une pensée bizarre, mais il peut être bizarre en soi, dans sa formule, dans son expression musculaire en un mot.

On constate toujours, disent MM. Meige et Feindel, en

parlant des tics d'attitude « une exagération de la contraction musculaire, un certain degré de convulsion
tonique qui fait défaut dans la stéréotypie ». Mais cette
« exagération de la contraction musculaire », ce « certain degré de convulsion tonique » n'est-ce pas là justement le concomitant de tout un groupe d'attitudes
qu'on a placées à tort ou à raison parmi les *stéréotypies
akinétiques* ? En effet, qu'est-ce que la *raideur catatonique* dans une position donnée, sinon une intensité
de contraction musculaire excédant celle de l'attitude
normale correspondante ? Parmi les stéréotypies de
l'attitude, toutes celles qui s'accompagnent de cette
raideur ont un caractère forcé qui frappe à première
vue et semble devoir les différencier des poses natu-
relles.

D'un autre côté, quand on lit dans Charcot que les
tics sont des « caricatures d'actes et de gestes naturels », on ne peut s'empêcher de penser que semblable
définition serait parfaitement applicable à certains
mouvements stéréotypés. Les *stéréotypies* du mouvement ne sont pas rares en effet, qui, par la rapidité de
leur exécution, par l'étendue de leur amplitude, par la
brusquerie de leur allure, revêtent une apparence
quasi convulsive, et portent en soi, abstraction faite
de leur contenu, un cachet d'exagération que n'ont point
les mouvements normaux. Mais d'autre part, le *tic* à
son tour n'a-t-il pas bien souvent cette apparence
d' « acte normalement effectué » dont on veut faire
l'apanage exclusif de la *stéréotypie ?* Ce tiqueur qui
se ronge les ongles, cet autre qui fait entendre son
« hem » habituel chaque fois qu'il ouvre la bouche pour

parler, en quoi verra-t-on qu'ils sont victimes d'un phénomène morbide, si l'on ne tient compte de l'apparition intempestive et de la répétition trop fréquente ? Qu'y a-t-il dans la constitution même de l'acte qui puisse en dehors des deux éléments précédents, le différencier d'un acte normal et permettre d'affirmer que cet acte est un tic ?

Ainsi, bien que le caractère de différenciation qu'on se plaît à trouver entre les *tics* et les *stéréotypies* soit applicable à la majorité des cas, il serait abusif de lui donner une valeur absolue, et nous pensons pour notre part que la morphologie clinique est incapable d'établir une ligne de démarcation fondamentale entre les deux phénomènes. La différence qui les sépare est moins . une différence d'*aspect* qu'une différence de *nature*.

C'est par une analyse des qualités intrinsèques de l'acte, par la détermination de ses rapports avec les facultés de conscience, d'émotion, d'attention et de volonté, par la recherche de son contenu psychologique en un mot, qu'on pourra découvrir les éléments spécifiques d'un *tic* et d'une *stéréotypie*.

Dans un article[1] antérieur, nous avons montré qu'à ce dernier point de vue, l'activité stéréotypée mérite d'être distinguée :

1° Des *tics d'habitude* qu'on décrit chez les *gens normaux* ;

2° Des *tics proprement dits*, qu'on attribue aux *psychasténiques* ;

---

1. Dromard. *Psychologie comparée de certaines manifestations motrices communément désignées sous le nom de « tics »* (Journal de psychologie. 1905).

3° Des *mouvements automatiques* qu'on désigne encore sous le nom de *tics* chez les *idiots*.

a) Les auteurs ont assimilé parfois les *mouvements automatiques répétés du dément* à certaines *habitudes motrices* qu'il est fréquent de rencontrer chez des gens parfaitement *normaux*.

Il n'est personne qui, dans des conditions déterminées, n'ait un geste favori, une attitude coutumière. Tel individu tiraille sa moustache avec frénésie ou se gratte le front d'une façon continue chaque fois qu'il est aux prises avec un travail absorbant ; d'autres fois c'est un balancement du corps, une crispation des doigts. Tel autre, lorsqu'il discute, ne peut s'empêcher de saisir par un bouton la veste de son partenaire qu'il ne cesse de secouer tout en parlant. Certains artistes en jouant d'un instrument à cordes font une moue des plus disgracieuses ou se livrent à des contorsions du visage. D'autres, en peignant ou en dessinant, ouvrent la bouche inconsciemment et suivent avec leur langue toutes les circonvolutions décrites par le crayon ou le pinceau : cette grimace involontaire est des plus fréquentes chez les enfants qui s'appliquent à écrire.

La psychologie de pareilles manifestations ne nous paraît nullement assimilable à la psychologie des mouvements qui nous intéressent.

Letulle qui qualifie les habitudes précédentes de « tics coordonnés » par opposition aux « tics convulsifs », admet qu'il s'agit là de manifestations primitivement conscientes et volontaires, secondairement inconscientes et involontaires, et que par transitions insensibles « le geste habituel et voulu tourne au tic coordonné systématique et entre de plain-pied dans la pathologie ». Brugia et Marzocchi pensent que ces habitudes ne se produisent que chez des gens tarés ou débiles, dont les facultés inhibitoires sont amoindries. Pour notre part, nous croyons avec MM. Meige et Feindel que les phénomènes en question ne sont pas à proprement parler des phénomènes morbides et peuvent se produire chez des gens cérébralement normaux.

L'explication qui leur convient n'a rien de pathologique. Il ne faut pas oublier, en effet, que les mouvements intempestifs dont il s'agit surviennent quand l'attention se trouve concentrée sur un objet. C'est toujours dans l'ardeur d'un travail intellectuel ou physique nécessitant une concentration de l'effort que se produit la grimace coutumière; celle-ci n'apparaît jamais d'une façon spontanée et à l'état d'isolement. Il y a donc tout lieu de penser à des phénomènes de « diffusion motrice ». Nous voulons dire par là que la tension motrice éveillée par l'effort déborde plus ou moins hors de son lit d'adaptation pour se propager en donnant lieu à des manifestations involontaires et presque inconscientes. Ces manifestations doivent être considérées en quelque sorte comme des « résidus d'efforts »; elles représentent des concomitants de l'attention dont le caractère moteur a été mis en relief par M. Ribot.

Dans un assez grand nombre de cas, on peut invoquer une interprétation un peu différente de la précédente, et admettre qu'il s'agit de phénomènes moteurs subconscients extériorisant des états idéo-affectifs également subconscients. Très souvent, en effet, les mouvements ou les attitudes en question servent à couvrir un sentiment de gêne ou de timidité, à satisfaire le besoin d'une contenance, à dissimuler une préoccupation, à laisser un temps de réflexion, etc. Les « heu » de l'écolier qui récite sa leçon, les « n'est-ce pas » dont certaines personnes émaillent leurs discours à profusion, nous paraissent rentrer dans cette catégorie. Ici, les manifestations motrices n'occupent qu'un arrière-plan dans la conscience, mais elles y prennent place cependant. Elles ne sont ni parfaitement conscientes ni totalement inconscientes ; elles sont plutôt subconscientes comme les états idéo-affectifs qu'elles extériorisent.

Quoi qu'il en soit, ces manifestations motrices qui n'apparaissent que dans des conditions déterminées et en qualité de concomitants, peuvent être considérées comme *physiologiques* : elles ne sont en rien symptomatiques d'une modification morbide des processus mentaux. Il est donc absolument abusif de leur assimiler les stéréotypies démentielles, et de couvrir d'un même mot des phénomènes aussi dissemblables.

b) On a comparé l'activité automatique du *dément stéréotypé* à celle du simple *tiqueur dégénéré*, ou, ce qui est plus exact, on n'a guère tenté de différencier psychologiquement les deux phénomènes, et l'on s'est contenté de les rapprocher cliniquement, en les confondant bien souvent sous une dénomination commune.

Il est certain qu'entre le *tic convulsif* et la *stéréotypie démentielle*, la question de genèse crée un point de contact très évident. Nous savons en effet que, dans l'un et l'autre cas, les attitudes ou les mouvements dont il s'agit étaient souvent adaptés à un but dans le passé. Aujourd'hui, l'acte musculaire conserve son caractère apparent d'acte coordonné, bien que l'objet de sa coordination ait disparu ; en d'autres termes, il demeure l'image d'un acte adapté au point de vue morphologique, tout en étant destitué désormais de toutes les opérations psychologiques qui constituent l'adaptation. L'activité du *tiqueur* comme celle du *stéréotypé* avait autrefois son objet, puis elle s'est continuée par habitude, sans raison et sans but, après disparition de cet objet. De part et d'autre, il s'agit d'*automatisme secondaire*. Mais nous allons voir que cet automatisme relève d'un mécanisme actuel totalement distinct, suivant qu'on envisage le *tic du psychasthénique* ou la *stéréotypie du dément*.

La nature du *tic*, relativement à la conscience, est tout à fait comparable à celle de l'obsession. Au moment même de sa production, le *tic* échappe à la conscience sans aucun doute, mais il n'en est pas moins vrai qu'avant comme après son geste intempestif, le tiqueur est à même d'apprécier son état. En un mot, on peut avec MM. Meige et Feindel dire du tic qu'il est alternativement conscient et inconscient. Bien mieux, le tic est précédé d'un véritable besoin angoissant et suivi d'une détente, d'un soulagement : il renferme un élément émotionnel qui le rapproche davantage encore des obsessions, ainsi que l'ont fait observer de nombreux auteurs. Rien de semblable dans les stéréotypies.

D'autre part, si le tic n'échappe pas complètement à la conscience, il n'échappe pas davantage à la volonté. MM. Meige et Feindel font observer que l'action inhibitrice de la volonté sur le mouvement du tic est un fait de grande importance. Il n'y a guère de tiqueurs qui ne puissent par instants s'empêcher de tiquer. Sans doute, la principale imperfection mentale du tiqueur réside bien dans une insuffisance du pouvoir inhibitoire de la volonté; mais chez lui, contrairement à ce qui se passe chez les stéréotypés, les éléments qui ne prennent aucune part à la représentation et à l'exécution du mouvement involontaire peuvent s'associer en une « synthèse inhibitrice ». En temps ordinaire, la force cohésive de ces éléments est insuffisante pour retenir le mouvement du tic; mais que cette force cohésive vienne à s'accroître momentanément par un effort d'attention et l'inhibition se produira. En d'autres termes, la volonté virtuellement présente se manifeste d'une façon effective sous le coup de fouet de l'effort, et le psychisme supérieur, généralement incapable de réfréner le mouvement qui lui échappe, devient néanmoins capable de l'inhiber accidentellement. Au reste, même en temps ordinaire, et en dehors de tout effort, la cohésion des éléments de la personnalité chez le tiqueur reste impuissante à retenir le mouvement du tic parce qu'il s'agit souvent d'un acte moteur dont la brièveté surprend en quelque sorte et trompe sa vigilance; mais cette force cohésive serait sans doute suffisante s'il s'agissait d'inhiber un mouvement long et complexe tel qu'en comportent de nombreuses stéréotypies. Pour qu'une personnalité ne puisse procéder à l'inhibition de telles manifestations motrices, il faut qu'elle soit entièrement dissociée et incapable de toute synthèse; il faut en un mot un affaiblissement psychique qui n'est nullement le fait du simple tiqueur, mais qui est justement le fait du dément.

Ainsi, la *stéréotypie* est une manifestation d'activité mentale isolée, ne laissant en dehors d'elle que des possibilités d'activité mentale également isolées et nullement agrégées en un moi coordinateur. Le *tic* au contraire est un élément rebelle détaché de l'agrégat général constitutif du « moi », agrégat dont la force de cohésion n'a pas été suffisante pour faire frein, mais qui n'en subsiste pas moins pour juger et apprécier cet élément rebelle, pour en souffrir comme d'une infirmité gênante, enfin pour le modérer ou l'enrayer momentanément.

Chez le sujet stéréotypé, il n'y a pas d'une part une synthèse principale et d'autre part une synthèse partielle désagrégée de cette synthèse principale : chez lui, la synthèse principale n'existe plus, et il n'y a de synthèse que des synthèses partielles dont chacune vit pour son propre compte. Le mouvement stéréotypé est l'expression d'un de ces éléments désagrégés, en dehors duquel il n'existe que d'autres éléments désagrégés, si bien qu'à l'inverse du simple tiqueur qui est spectateur de son tic, le stéréotypé n'est point spectateur de sa stéréotypie.

En résumé, on peut dire que le *tic* s'impose en parasite dans une conscience qui reste intégrale en dehors de lui, tandis que la *stéréotypie* constitue toute l'activité d'une conscience restreinte et réduite à l'unité de représentation. Le *tic* est une synthèse secondaire détachée de la synthèse principale ; il témoigne d'une « désagrégation fragmentaire ». La *stéréotypie* est une

synthèse autonome, au milieu d'autres synthèses autonomes ; elle témoigne d'une « désagrégation intégrale ».

Les distinctions précédentes n'impliquent pas que le
dément soit incapable de réaliser, au début de sa car-
rière tout au moins, des mouvements correspondant à
la psychologie du « tic ». Nous avons pu en juger par
l'étude un peu minutieuse de malades offrant un minimum d'affaiblissement.

En consultant nos dossiers nous trouvons dans l'observation de Mlle B... un tic convulsif « qui lui secouait fréquemment et violemment la tête » au début de son affection.

Nous trouvons de même dans l'observation de Mlle C...
un tic précoce et transitoire d'éructation, et dans celle de
Mme F... un tic phonatoire qui tenait de l'aboiement.

En examinant M. P... nous constatons chez lui un tic
naso-pharyngien qui tient à la fois du hemmage et du reniflement et qui rappelle le bruit que font entendre les catar-
rheux avant d'expulser un crachat.

Nous observons chez M. B... un tic de mastication qui se
traduit par des mouvements répétés de la mâchoire et des
lèvres, comparables à ceux qu'on effectue pour mastiquer
une substance fortement agglutinante. Ce tic s'accompagne
d'un bruit spécial dont l'origine complexe nous paraît
explicable par le grincement des dents et par le passage de
la salive à travers les arcades dentaires suivant un mouvement de va et vient semblable à celui qu'on imprime au bol
liquide du rince-bouche.

M. P... est constamment en mouvement. Il se baisse
comme pour regarder un objet à terre ; il tourne rapidement
la tête comme si l'on venait de l'interpeler. A chaque instant, il inspire brusquement comme s'il cherchait à hap-
per de l'air ; d'autres fois, il fait entendre une sorte d'expi-
ration bruyante rappelant le bruit caractéristique dont cer-

taines personnes soulignent une appréciation défavorable ou dubitative. Il tiraille sans cesse sa moustache, passe à plusieurs reprises la main dans ses cheveux. Puis il éclate de rire, fait une moue, fronce le sourcil, hausse les épaules, se livre ainsi à une série de mouvements qui se répètent et se succèdent sans qu'aucun d'eux soit suffisamment stable ou prédominant pour éclipser les autres : c'est un concert de tics.

Pendant l'interrogatoire, Mlle D... n'a pas un instant de repos. Elle se déplace sur sa chaise, relève sa jupe, accroche sa jarretière, la décroche de nouveau, croise ses jambes, les décroise, et se livre à une série de contorsions du même genre. Tous ces mouvements sont monotones, le nombre en est en somme restreint, le cliché s'en reproduit à chaque instant ; leur répétition sous une forme à peu près constante fait qu'on hésite à les considérer comme une simple manifestation de l'hypermimie. On est en présence d'un tableau qui rappelle la « chorée variable des dégénérés » de Brissaud, ou mieux encore les « tics variables » de Meige et Feindel.

Sur quoi nous basons-nous pour qualifier de « tics » ces mouvements automatiques répétés, et pour ne pas les ranger parmi les stéréotypies ? Bien que les apparences de *simplicité*, de *brusquerie*, de *brièveté*, de *spasmodicité*, qu'on attribue généralement au tic soient assez bien réalisés le cas échéant, nous ne nous appuyons que d'une façon tout à fait accessoire sur ces caractères *extrinsèques* dont nous avons mis la valeur en doute dans un précédent chapitre. Nous attachons beaucoup plus d'importance aux caractères *intrinsèques* que peut seul révéler un examen psychologique du sujet. Dans les cas précédents, nous avons pu constater que si la *conscience* et la *volonté* ne présidaient pas à la production des mouvements intempestifs répétés au moment même de leur exécution, ces facultés supérieures n'avaient pas perdu tous leurs droits sur les mouvements en question. En effet, nous sommes arrivés à suspendre momentanément le phénomène en obtenant un effort d'*attention introspective* de la part du sujet. Des injonctions répétées étaient suffisamment bien comprises des malades, pour qu'ils cessassent de tiquer, pendant un temps très court il est vrai ; puis, bientôt après, il se produisait, comme cela a presque toujours lieu chez les tiqueurs, une recrudescence plus marquée de l'acte intempestif.

Nous devons ajouter qu'à plusieurs reprises nos ordres réitérés ne furent suivis d'aucun succès immédiat ; puis subitement, le résultat cherché se manifestait, comme si l'effort refrénateur du sujet, resté d'abord sans utilisation, se fût brusquement révélé d'une façon tardive, alors que nous avions cessé toute injonction. Au bout d'un certain temps, d'ailleurs, le pouvoir réfrénateur disparaissait complètement sous l'influence de la fatigue. Quoi qu'il en soit, ce contrôle *a posteriori*, cette vigilance relative de la conscience et de la volonté concordent avec la psychologie du tiqueur et non du stéréotypé. Ce dernier peut être détourné de sa stéréotypie par un objet extérieur il est vrai, mais en pareil cas il s'agit d'un phénomène d'attention spontanée et extrospective; d'un phénomène de distraction en un mot. Au lieu que chez le tiqueur le mouvement s'arrêtera en vertu d'un effort adapté, chez le stéréotypé l'activité automatique pourra se trouver suspendue par une apparition soudaine ou par un bruit inattendu, mais en dépit des injonctions le sujet n'exercera sur elle aucun effort personnel d'inhibition. Nous avons pu constater en outre que les mouvements dont nous nous occupons avaient un certain caractère *émotionnel*, ce caractère émotionnel qui est le propre du tic, et en vertu duquel l'inhibition est angoissante, l'exécution s'accompagnant au contraire d'un soulagement. Sans doute ce caractère émotionnel n'est pas toujours apparent, car on est le plus souvent en présence de sujets incapables de s'analyser verbalement. On en trouve néanmoins le témoignage objectif, dans cette recrudescence « gloutonne » qui suit la pose inhibitoire. Ce sont bien là des caractères qui appartiennent aux tics et qu'on ne saurait accorder aux stéréotypies telles que nous les avons exposées.

En résumé, il est possible de rencontrer chez le dément, tant qu'il n'est pas foncièrement touché, des mouvements courts, non absolument dénués d'émotion, non absolument soustraits aux protestations de la volonté, et que nous croyons devoir par là même séparer des stéréotypies et ranger parmi les tics, par analogie avec les mouvements intempestifs du simple tiqueur dont ils partagent les caractères fondamentaux. Remarquons d'ailleurs que les facultés étant appelées à péricliter, il arrivera un moment où la distinction que nous venons d'établir cessera d'exister au point de vue clinique.

Quoi qu'il en soit, *caractère habituellement convulsif, influence modificatrice de la volonté, élément émotionnel à nuance obsédante,* tels sont les signes qui permettent de séparer en principe les manifestations précédentes des véritables *stéréotypies*.

c) Les auteurs paraissent identifier bien souvent la stéréotypie du dément à la gesticulation et aux *mouvements automatiques de l'idiot*.

Cette opinion est à rapprocher de celle de Ricci qui tend à considérer les actes stéréotypés comme des manifestations ataviques rappelant l'activité motrice des arriérés, des sauvages, des enfants ou des animaux.

On ne saurait nier qu'il existe des points de contact entre une mentalité accidentellement décapitée comme celle du dément et une mentalité avortée comme celle de l'arriéré, rudimentaire comme celle du sauvage, incomplète comme celle de l'enfant, inférieure comme celle de l'animal. Mais si l'on conçoit que l'atavisme puisse dominer l'activité motrice de l'idiot, dont les acquisitions personnelles sont à peu près réduites à néant, on ne peut en dire autant du dément qui bénéficie des habitudes prises dans son propre passé. Chez lui, les rapports de formules entre l'activité stéréotypée et l'activité délirante ou professionnelle, en particulier, prouvent surabondamment que les actes dont il s'agit ont eu leur point de départ dans la vie individuelle et non dans la vie ancestrale.

Pour juger la question, il nous paraît indispensable de comparer les terrains.

L'*idiot* est un infirme plutôt qu'un malade. Le *dément* au contraire n'est pas un pauvre de naissance ; il est un ruiné, un destitué, un déchu ; il n'a pas toujours été ce qu'il est.

D'ailleurs la restriction du champ d'activité mentale ne semble pas relever du même processus dans les deux cas.

Chez le *dément* il s'agit d'une dissolution progressive de la coordination psychique. Les voies associatives sont rompues ; les éléments qu'elles unissaient demeurent les uns à côté des autres dans l'isolement, et restent désagrégés sans être capables de s'évoquer mutuellement ; les coordinations purement végétatives, les mieux organisées et partant les plus stables, finissent par subsister seules. Toutefois la dissociation des éléments psychiques n'implique pas leur destruction propre. Sans doute, les représentations désagrégées n'ayant plus aucun rôle actif ne tarderont pas à disparaître ; mais cette disparition est secondaire, et c'est là le trait que nous voulons retenir.

Chez l'*idiot* au contraire, le développement cérébral n'ayant pas dépassé les premières étapes n'a jamais comporté qu'un nombre restreint d'éléments psychiques, un nombre juste suffisant pour assurer la vie végétative en y ajoutant quelques manifestations rudimentaires. Ici, la pénurie des éléments est primitive et fondamentale. Il ne s'agit plus d'un territoire dont les lignes de communication sont accidentellement coupées et dont chaque élément périra plus ou moins vite d'une façon secondaire et du fait de son isolement ; il s'agit d'un territoire dont les éléments, lâchement unis d'ailleurs, sont naturellement misérables et clairsemés.

Les considérations qui précèdent nous laissent à prévoir que les mouvements automatiques du *dément* et ceux de l'*idiot* ne relèvent pas identiquement de la même genèse et du même mécanisme.

Relativement à la genèse, nous voyons en effet que contrairement aux actes stéréotypés, les mouvements automatiques de l'idiot n'ont jamais été pleinement conscients et volontaires ; ils n'ont jamais été adaptés à un but par une opération raisonnée, dans le passé ; en d'autres termes ils sont l'œuvre d'un *automatisme primitif* et non d'un *automatisme secondaire.*

L'identité n'est pas mieux établie en ce qui concerne le mécanisme actuel des deux ordres de mouvements.

Nous savons que le mouvement stéréotypé reste vide de tout contenu idéo-affectif et s'effectue en dehors de toute intervention de la conscience et de la volonté. Cette proposition est-elle rigoureusement applicable aux mouvements automatiques de l'idiot ? Nous ne le pensons pas.

Les mouvements de l'idiot témoignent d'une tendance comparable au besoin d'activité des jeunes animaux, tendance qui ne peut trouver sa formule d'extériorisation que dans l'imitation ou l'atavisme. Il serait donc juste de dire que ces mouvements ont un contenu idéo-affectif, mais que ce contenu vaut ce qu'il vaut, qu'ils sont élaborés par la volonté, mais que cette volonté est l'expression d'une personnalité à peine ébauchée, qu'enfin ils ont leur représentation dans la conscience, mais que cette conscience est un miroir terne et dépoli autant qu'exigu. En un mot les mouvements automatiques de l'idiot ne sont pas des éléments autonomes issus d'une désagrégation psychique ; ils sont purement et simplement le témoignage misérable d'une activité mentale misérable également.

Des distinctions qui précèdent, il ne résulte pas que le dément soit incapable de réaliser, à un moment donné, des mouvements correspondant à la psychologie des « tics » de l'idiot. En effet, s'il est vrai qu'une différence fondamentale sépare la mentalité du dément de celle de l'idiot, il arrive un moment où cette différence s'aplanit. Nous avons supposé que l'état mental du dément était dominé par une dissociation des éléments de l'esprit qui subsistent les uns à côté des autres sans s'associer, mais on conçoit fort bien que ces éléments réapparaissant de moins en moins souvent dans le champ de la conscience tendent à s'effacer et à disparaître. Leur nombre diminue de plus en plus, et, en vertu de ce processus, il arrive un moment où le malade n'est plus un riche dont les capitaux sont immobilisés ; il devient un pauvre effectif au même titre que l'idiot. On comprend dès lors que les manifestations de sa vie mentale restreinte puissent offrir des analogies avec celles qui traduisent la vie mentale de ce dernier.

Nous avons trouvé confirmation de cette idée, et, chez un certain nombre de malades profondément affaiblis, nous avons pu constater des mouvements automatiques répétés qui paraissent répondre aux caractères des *mouvements automatiques de l'idiot. Le balancement, les sauts, la promenade en rond, la krouomanie et le collectionnisme,* sont des expressions motrices monotones dont les exemples ne sont pas rares chez les déments ayant atteint une période avancée de leur maladie.

M. G... saute « à pieds joints » une partie de la journée, tandis que M. D... exécute un perpétuel boston comme le « valseur de Bicêtre ».

M. L... ne cesse de tourner en cercle ou de trépigner sur place, en même temps qu'il déploie une activité fébrile à se frotter les mains. Ces mouvements résument pour ainsi dire toute l'activité du malade. En dehors d'eux, il lui arrive de porter la main à sa coiffure d'un geste brusque comme pour la rabattre sur le front, et de hausser les épaules par intervalles. Ce haussement d'épaules, quand le sujet présente une excitation inaccoutumée, s'accompagne d'un cri rauque qui rappelle l'aboiement du chien.

Mme C... se frappe à chaque instant différentes parties du corps et surtout la tête. A la suite des traumatismes qu'elle s'est infligés, nous l'avons vue à maintes reprises présenter des mutilations de la face.

Nous inclinerions volontiers à rapprocher ces habitudes motrices de la *krouomanie des idiots*, en leur attribuant la même interprétation que M. Noir, et en estimant que ceux qui les exécutent ont besoin d'exciter leur sensibilité et y trouvent un véritable plaisir.

Mme O... est une malade ayant atteint comme la précédente un degré avancé de démence et n'ayant plus aucun commerce avec l'entourage. Toute son activité se réduit à un petit nombre de mouvements qu'elle exécute, soit spontanément, soit sollicitée par quelque modification du milieu. Elle tend presque invariablement le bras lorsqu'on passe près d'elle, et cherche vaguement à s'emparer des objets qu'elle aperçoit sans y fixer d'ailleurs aucune attention. Souvent, elle gonfle ses joues, puis elle projette avec bruit l'air emmagasiné dont elle favorise l'expulsion en imprimant, avec ses deux poings fermés, des pressions brusques et répétées de chaque côté du visage, comme le font les enfants. Parfois, le front se plisse transversalement et le cuir chevelu glisse en arrière ; les paupières clignent des deux côtés, s'ouvrent et se ferment vigoureusement en même temps que les muscles du nez et des joues se contractent. D'autres fois, elle avance les lèvres en forme de museau, ou bien sa bouche s'allonge démesurément dans un rictus. Elle renifle bruyamment et fait claquer sa langue contre son palais. Très souvent, elle se roule par terre, s'arrache les cheveux, ou frappe ses mains l'une contre l'autre avec bruit.

La plupart de ces mouvements constituent pour la malade une sorte de jeu, et lorsqu'on observe cette dernière, on a l'impression d'un sujet qui dépense comme il peut son activité misérablement exprimée parce que misérablement conçue.

Avons-nous des raisons valables pour refuser le nom de « stéréotypies » aux mouvements automatiques répétés dont nous venons de fournir différents exemples ? Dans un certain nombre d'entre eux, la forme *rhythmique,* si fréquemment observée chez l'idiot se trouve réalisée ; mais ce caractère *extrinsèque* ne mérite de nous arrêter qu'accessoirement, et nous donnons une plus grande valeur aux caractères *intrinsèques* de cette activité. Nous avons montré, chemin faisant, comment les phénomènes en question n'étaient point dénués de conscience et de volonté à la façon des stéréotypies, mais émanaient d'une conscience et d'une volonté misérables ; nous avons dit que ces phénomènes avaient un certain caractère émotionnel, lequel n'est comparable ni au caractère obsédant du tic ni au caractère indifférent de la stéréotypie. C'est une façon de plaisir que le sujet s'offre, faute de mieux, avec ses faibles moyens et suivant ses modestes aspirations, et nous avons pu constater par expérience qu'un trouble ou un obstacle apporté dans l'exécution de ce plaisir était susceptible de déchaîner chez lui un véritable courroux. Il s'agit d'un besoin naturel de sensations kinesthésiques réalisé d'une façon rudimentaire par une mentalité inférieure, une sorte d'activité arbitraire exploitée dans un but de satisfaction, et dont la psychologie est à rapprocher de celle de la danse chez les peuplades sauvages, de celle du jeu chez les enfants et les animaux.

La genèse parle également dans le même sens. Nous ne trouvons pas ici, à l'origine de la formule motrice, une idée délirante ou une habitude professionnelle. Cette activité, qui n'est pas le reliquat cristallisé d'un riche passé moteur, mais l'expression actuelle d'une motilité pauvrement conçue, s'inspire le plus souvent, quant à sa formule, soit de l'*imitation* soit de l'*atavisme*.

Ainsi, *formule généralement imitative ou atavique, caractère assez souvent rhythmique, élément émotionnel basé sur un besoin d'activité avec satisfaction dans l'accomplissement et réactions souvent coléreuses en présence de l'obstacle*, tels sont les signes qui permettent de ne pas ranger les manifestations précédentes dans les *stéréotypies* proprement dites.

Les considérations que nous venons d'émettre sur la parenté morbide des *stéréotypies démentielles* tendent à préciser davantage les limites qu'il conviendrait de leur assigner.

L'activité dont elles témoignent mérite vraiment son autonomie, car elle traduit un état psychologique bien déterminé et absolument différent de celui dont témoignent les divers phénomènes auxquels on a voulu la comparer ou l'assimiler. Cet état consiste essentiellement dans une *désagrégation des éléments de la pensée*, dans un *défaut de synthèse mentale* en un mot.

Toutefois la dissociation des éléments de la pensée n'implique pas forcément leur destruction, et nous avons eu maintes fois l'occasion, en examinant au point de vue psychologique des malades stéréotypés, de constater que chez un grand nombre d'entre eux, les éléments de la pensée subsistaient à l'état latent. Ils étaient simplement tenus hors du champ de la conscience par le fait même de leur dissociation. En effet, il est bien certain que lorsqu'une représentation a été emmagasinée par la connaissance et incorporée à la personnalité, cette représentation qui sommeille dans le subconscient aura chance d'apparaître fréquemment dans le miroir vivant de la conscience, si nos associations se font avec richesse et rapidité ; elle aura chance au contraire de n'y plus être convoquée, si les éléments ne s'appellent plus les uns les autres que d'une façon paresseuse et de loin en loin. Or, un grand nombre de malades stéréotypés qui sont incapables de répondre à telle ou telle question touchant un fait de leur vie antérieure par exemple, font allusion à ce même fait un instant après. Nous demandons à l'un d'eux de nous rappeler les auteurs classiques du xviiie siècle. Il est incapable de répondre, et l'on a l'impression très nette que les représentations qu'on veut évoquer sont absentes, puis, au cours de l'interrogatoire, et tandis que nous lui posons des questions sur un sujet tout différent, il nous cite spontanément les noms de Voltaire, Montesquieu et Rousseau.

Un autre malade est incapable de désigner verbalement son infirmier quand on le lui demande, puis il
l'appelle très naturellement par son nom quelques
minutes plus tard. Dans ces différents cas, on aurait
pu croire que le souvenir était détruit alors qu'il existait en réserve, et qu'il était simplement laissé à l'écart
par un défaut d'association basé sur le trouble profond
de la synthèse mentale.

En résumé, et pour nous exprimer d'une façon con-
crète, il semble que l'altération fonctionnelle qui sert de
substratum à la *stéréotypie secondaire* réside essentiellement dans une perte de conductibilité des voies associatives, mais n'implique pas forcément une destruction
des unités cellulaires qui détiennent les éléments constitutifs de l'image mentale.

Est-ce à dire que des éléments dissociés et qui subsistent pourtant à l'état latent soient appelés à une survivance illimitée ? Certainement non.

On conçoit en effet que ces éléments, reparaissant de
moins en moins souvent dans le champ de la conscience,
tendent à s'atrophier. Les représentations désagrégées
n'ayant plus aucun rôle actif et ne participant plus à la
vie mentale toute faite de cohésion et de subordination
réciproque finissent par s'effacer petit à petit et par
disparaître. Il n'en est pas moins vrai que l'ankylose
et l'immobilisation des éléments de la pensée, par défaut
d'association, précède de longue date l'atrophie et la
disparition de ces éléments. La désagrégation n'implique
pas, primitivement du moins, la destruction, et cette
désagrégation seule suffit à engendrer la stéréotypie.

Du fait que la stéréotypie n'implique pas forcément

la destruction des éléments de la pensée, il ne faudrait pas déduire pourtant qu'elle peut évoluer sans affaiblissement. Nous avons montré que le mécanisme de l'activité stéréotypée était basé sur une désagrégation psychologique « intégrale ». Or s'il est vrai qu'une désagrégation « fragmentaire » comme celle du simple tiqueur n'implique pas autre chose qu'un faux pas de la conscience et de la volonté et n'est conditionnée que par un état psychasthénique des facultés supérieures d'inhibition, une désagrégation « intégrale » suppose au contraire un affaiblissement global de l'activité psychique.

Le mot « intégrale » mérite d'ailleurs d'être précisé, car sa valeur nous évitera de tomber dans une confusion regrettable.

La *désagrégation psychologique* sert de base à la théorie universellement connue de M. Janet sur l'état mental des hystériques et les hystériques ne peuvent être considérés comme frappés d'affaiblissement intellectuel à proprement parler. C'est que la désagrégation de l'hystérique, si elle est totale, n'est pas « intégrale » ; ici de grands groupements restent encore liés ou s'obscurcissent par blocs. La désagrégation du dément au contraire, présente en quelque sorte un caractère « parcellaire » qui lui donne une signification tout autre, au point de vue intellectuel : ce ne sont plus seulement des groupements qui tendent à vivre isolés, ce sont les éléments eux-mêmes de la pensée. Il y a disjonction entre la perception des qualités actuelles d'un objet et l'empreinte que les impressions antérieures ont laissée dans l'esprit ; bien mieux, il y a parfois disjonction entre les représentations partielles, auditives, visuelles, verbales, etc... dont l'assemblage devait constituer la représentation complète de l'objet en question, ce qu'on peut exprimer en disant que la dissociation n'est pas seulement « inter-représentative » mais « intra-représentative ».

C'est en vertu de cette désagrégation « intégrale », que la stéréotypie secondaire nous paraît avoir une signification psychologique précise en impliquant un *affaiblissement global de l'activité psychique.*

Cette proposition est d'ailleurs en parfait accord avec les faits qu'il nous a été donné d'observer lorsque nous avons essayé d'établir un tracé comparatif concernant la marche de l'affaiblissement intellectuel d'une part et l'évolution des *stéréotypies secondaires* d'autre part. En comparant l'état actuel de nos malades avec leur état antérieur, nous avons toujours vu l'activité motrice prendre un caractère de plus en plus stéréotypé à mesure que s'accusait l'affaiblissement général des facultés, et l'on peut ajouter que les plus beaux exemples de *stéréotypie secondaire* appartiennent à des sujets qui sont dans un état de *désorganisation organisée*, si l'on peut ainsi s'exprimer. L'observation clinique, confirmant en cela les vues de la psychologie, nous permet donc de considérer la *stéréotypie secondaire* des gestes et des expressions physionomiques comme témoignant d'un affaiblissement intellectuel, et comme mesurant jusqu'à un certain point le degré de cet affaiblissement. On comprend dès lors tout l'intérêt de ce symptôme lorsqu'il peut être constaté d'une manière précoce, et l'on conçoit toute l'importance qu'il convient de lui accorder dans certains cadres de l'aliénation mentale.

Echokinésie.

L'*Echokinésie* consiste dans *l'imitation impulsive des gestes d'autrui, imitation qui se réalise d'une manière immédiate avec la brusquerie et la promptitude d'une activité réflexe*. Le geste n'a pas plutôt frappé l'œil du malade qu'il est répété par lui, et la meilleure preuve qu'aucune opération intellectuelle ou volitionnelle ne s'interpose entre la représentation objective et l'accomplissement, c'est que, naturel ou bizarre, utile ou dangereux, le geste est reproduit invariablement.

Signalé pour la première fois par Armangué y Tuset sous le nom de *mimicisme*, ce symptôme peut être observé chez un assez grand nombre de dégénérés supérieurs, chez les tiqueurs en particulier ; mais on le rencontre avec un maximum de fréquence chez les aliénés. Il ne nous parait pas engendré par des circonstances psychologiques toujours identiques, ni relever d'un mécanisme absolument univoque dans tous les cas, et il est intéressant de l'envisager à ce dernier point de vue, après avoir fixé la nature des différents terrains sur lesquels il a coutume de se greffer. Mais auparavant, nous croyons utile de rappeler que cette manifestation morbide n'est pas autre chose que l'exagération d'une manifestation physiologique dont il est facile de découvrir la réalité chez les sujets mentalement normaux.

D'après une opinion généralement admise par les

psychologues, l'idée d'un mouvement « c'est déjà ce mouvement qui commence » ; d'où il résulte que toutes les fois que l'idée est suffisamment intense, « le mouvement la suit nécessairement ».

Les documents abondent en faveur de cet énoncé et nous n'en rappellerons que quelques-uns.

Jaskow et Tucker[1] ont montré que les mouvements inconscients et involontaires vers un objet auquel on pense avec persistance sont la base de la « lecture musculaire » qui au premier abord semblerait être une transmission de la pensée. Déjà Richet[2], en tenant la main d'une personne quelconque, avait constaté que cette dernière faisait assez de mouvements pour le guider vers un objet qu'elle avait caché et auquel elle pensait avec persistance. Gley[3] avait pu enregistrer ces mouvements au moyen d'un tambour placé dans la main conductrice du sujet en expérience. Plus concluantes encore sont les observations d' « écriture involontaire », dont on trouvera la relation dans un ouvrage plus récent du même auteur[4].

Woodworth[5] fait observer que l'idée d'un mouvement est suivie du mouvement lui-même, lorsqu'il s'agit surtout de mouvement corporel : « Si je me dépeins à moi-même un mouvement de mon bras, j'ai besoin d'un effort spécial d'inhibition pour m'empêcher de

---

1. Jaskow et Tucker. *American journ. of Psychol.*, 1892 et 1896.

2. Richet. *Compte rendu de la Soc. de Biol.*, 1884.

3. Gley. *Compte rendu de la Soc. de Biol.*, 1884.

4. Gley. *Études physiologiques*, 1904, p. 225 et suite.

5. Woodworth. *Le mouvement*, 1903.

remuer en réalité ; si je m'imagine que mon œil droit cligne, j'observe que cet œil essaie immédiatement de se fermer[1] ». Golscheider signale un fait analogue, à savoir qu'en imaginant vivement que les doigts produisent un mouvement, il se produit un mouvement effectif suffisant pour être enregistré.

Si l'idée ou la représentation subjective d'un mouvement est source motrice, la perception ou la représentation objective de ce même mouvement doit agir dans le même sens. Aussi, M. Janet dit avec raison : « La sensation et le mouvement ne sont qu'une même chose se présentant sous des aspects différents parce qu'elle est connue de manières très différentes. Quoique dans notre esprit confus et complexe cette loi primitive soit souvent modifiée, on peut dire que régulièrement et dans un être simple il n'y a pas de mouvement sans une sensation de mouvement et point de sensation ou même d'image de mouvement sans un mouvement[2]. » C'est en effet ce que vérifient de nombreux exemples.

La tendance au mouvement est naturellement déterminée par la vue d'un corps qui se meut, ainsi que le prouvent les manifestations motrices désignées sous le nom de « mouvements symboliques » par Gratiolet. Quand l'attention est fixée sur un oiseau qui vole, sur une pierre qui fend l'air, sur une eau qui coule, le corps du spectateur se dirige inconsciemment et d'une manière plus ou moins prononcée vers la ligne du mouvement. Le joueur de billard, suivant de l'œil la boule à laquelle

1. Golscheider. *Archiv. für Anat. und Physiol.*, 1889.
2. Janet. *L'automatisme psychologique.*

il vient d'imprimer le mouvement, porte son corps dans la direction qu'il désire lui voir prendre, comme pour la guider vers le but à atteindre et comme si ce mouvement purement symbolique pouvait influencer son trajet.

Mais c'est surtout dans le domaine de la mimique qu'on voit se produire d'un façon courante des phénomènes de « sympathie imitative » pour employer une expression de Mantegazza.

La mimique réflexe n'est pas rare chez des individus parfaitement sains d'esprit, pour peu qu'ils soient distraits, gênés ou animés d'une passion violente, autant de conditions qui tendent à paralyser les facultés supérieures d'inhibition pour un temps limité.

Quand une impression sensorielle s'est renouvelée fréquemment sous une forme identique, et quand elle a évoqué chaque fois une même série de mouvements musculaires coordonnés, cette série de mouvements finit par s'effectuer d'une manière automatique dès que les centres coordinateurs viennent à être ébranlés par leur stimulus habituel. Dans ces conditions, il peut même arriver que la réaction coutumière apparaisse contre toute adaptation rationnelle et se traduise par des actes qui sont en opposition complète avec la pensée du sujet. Nous serrons naturellement la main qu'on nous tend, et ce geste reflexe peut nous échapper dans des circonstances où nous voudrions justement le retenir, de même qu'un individu à qui l'on demande : « Comment allez-vous ? » répond par un « Très bien ; et vous-même ? » alors qu'il est malade depuis plusieurs jours.

En pareil cas, le geste appelle le geste automatiquement, mais cet automatisme est celui d'une *habitude
associative*. Ici, le substratum psychologique est au fond
beaucoup plus complexe que dans les phénomènes
d'échopraxie.

Il existe au contraire dans la vie courante un assez
grand nombre de manifestations motrices qui peuvent
être considérées comme le témoignage d'une échopraxie
véritable, et nous en connaissons l'exemple classique :
la vue d'un individu qui bâille fait bâiller tous ceux
qui l'entourent.

Il est également d'observation quotidienne que le rire
et le pleurer se communiquent. Pour se rendre compte de
la part qui revient à l'activité réflexe dans le rire col-
lectif en particulier, il suffit de constater que parmi les
gens qui donnent des signes d'hilarité en pareille circonstance, quelques-uns sont parfaitement ignorants
des propos ou des incidents dont on rit autour d'eux,
ce qui ne les empêche nullement de rire à l'unisson.
Mais il y a mieux, comme expérience. En présence
d'une circonstance donnée capable de provoquer le
rire, placez deux individus qui se connaissent, deux
femmes en particulier : vous les verrez « pouffer » ;
puis mettez ces mêmes personnes en présence de cette
même circonstance, mais séparément : elles souriront
à peine. Cette contagion du rire qui n'est après tout
qu'une modalité de l'échomimie est particulièrement
fréquente chez certaines catégories d'aliénés parce
qu'elle est évidemment favorisée comme toutes les
manifestations échomimiques par les troubles de l'inhibition. Ainsi pourrait-on justifier d'une façon littérale

le vieux dicton « Plus on est de fous plus on rit ».

La tendance de tout spectateur attentif à reproduire d'une façon plus ou moins fidèle le mouvement dont il est témoin, se révèle encore d'une façon très nette, lorsqu'on voit au théâtre une partie de la salle reproduire inconsciemment les grimaces d'un clown ou les jeux de physionomie d'un acteur. De même la vue d'une lutte ou d'une partie de foot-ball fait naitre nos mouvements imitatifs, et les spectateurs peuvent reproduire dans leur propre corps les efforts de leur combattant favori.

Très souvent d'ailleurs, l'imitation du mouvement ne se traduit qu'à l'état d'ébauche. C'est ainsi que la vue de gens qui dansent ou qui marchent au pas éveille souvent chez le spectateur des mouvements scandés limités à un membre, à un segment de membre, ou à un groupe musculaire, suivant les cas.

Féré[1] a pu provoquer d'une manière empirique ces phénomènes d' « induction psycho-motrice », en utilisant de préférence des sujets nerveux ; mais nous ne le suivrons pas dans ses expériences.

Ce qu'il importe de savoir, c'est qu'il entre dans toute représentation des éléments moteurs. La représentation d'un mouvement effectué par autrui n'est pas faite de la seule image visuelle de ce mouvement ; elle s'accompagne d'une image kinétique, et cette image kinétique est en quelque sorte partie intégrante de la représentation totale. De l'intensité de cette image kinétique, et par conséquent de son degré d'extériorisa-

---

1. Féré. *Sensation et mouvement*. p. 13 (F. Alcan).

tion dépend l'intensité de la représentation elle-même. Il n'est donc pas étonnant qu'à l'état normal, il se produise toujours dans les centres moteurs de l'observateur ce qu'on pourrait appeler une *répétition mentale* du mouvement. De même qu'en entendant prononcer une phrase, nous nous la répétons à nous-même mentalement avant de la soumettre à notre appareil supérieur d'assimilation, de même en voyant un geste, nous le reproduisons par la pensée instantanément. Mais, cette *répétition mentale* dépasse toujours à quelque degré les limites de la subjectivité, et, de même qu'il est impossible à la plupart des sujets d'avoir la représentation mentale d'un mot sans qu'un mouvement correspondant soit ébauché par les muscles qui servent à l'expression de ce mot, de même la représentation mentale d'un geste suscite naturellement et à quelque degré l'exécution réelle de ce geste.

Il faut pourtant reconnaître que, tout en étant dans l'ordre physiologique des choses, ces mouvements imitatifs sont en grande partie réprimés chez les sujets normaux. Ils sont fréquents chez les enfants dont la personnalité n'a pas acquis toute sa cohésion, tout son pouvoir d'inhibition par conséquent, mais ils sont à peine perceptibles chez l'adulte, parce que dans son esprit d'autres représentations viennent inhiber les mouvements naissants. Chez lui, la systématisation des éléments de la pensée fait qu'il ne laisse rien échapper qui n'ait été préalablement assimilé par l'agrégat supérieur de la personnalité consciente. Mais accidentellement et dans certaines conditions nous pourrons voir s'objectiver cette *activité imitative latente*. Pour parler en style figuré, nous savons qu'un mouvement perçu tend à passer du centre visuel au centre moteur, et que si l'exécution n'a pas lieu, c'est parce que le centre d'idéation volontaire qui domine les deux autres exerce sur eux une action d'arrêt et tend à intercepter, si l'on peut dire, le courant qui les relie ; mais que ce centre d'idéation vienne à faire défaut pour une raison quelconque, et la suggestion kinesthésique sera transmise du centre visuel au centre moteur qui répondra par l'exécution automatique du mouvement. En d'autres termes, que les centres polygonaux trouvent l'occasion de se soustraire à la constante surveillance du centre *o*, et l'*échokinésie* sera réalisée.

Chez les sujets normaux, une désagrégation sus-polygonale momentanée est toujours possible. Elle se réalise par la distraction, alors que l'esprit est absorbé par la solution d'un problème, ou accaparé tout entier par une préoccupation affective. Durant cette inattention des facultés supérieures et inhibitrices, les centres inférieurs continuent à enregistrer et répètent pour leur propre compte ce qu'ils ont fixé.

Cette mimique réflexe par incontinence polygonale est encore plus nette dans les états de somnambulisme hypnotique où elle a été décrite sous le nom d'*échomatisme* par P. Marie. Mais on la rencontre avec son maximum de fréquence et de pureté dans différents cadres de la pathologie mentale, où nous la trouvons unie à un symptôme de même ordre, l'*écholalie*.

Nous l'envisagerons successivement chez les *psychasthéniques*, chez les *déments* et chez les *idiots*.

a) M. Noguès[1] dans son rapport au congrès de Grenoble, MM. Meige et Feindel[2] dans leur ouvrage, ont insisté avec juste raison sur le rôle de l'imitation, comme point de départ des attitudes ou des mouvements insolites du tiqueur. M. Guinon incrimine souvent au début du tic une prédisposition du patient à imiter les gestes et les mouvements qu'il voit faire : « Ainsi le premier tic peut apparaître chez un individu indemne jusque-là, parce qu'il se sera trouvé en présence d'un autre individu affecté de tics. Il se sentira tout d'abord une sorte de préoccupation obsédante, verra continuellement devant lui la grimace de l'autre, aura envie de l'imiter, puis tout à coup, un beau jour, cédant à cette obsession, il l'imitera, et la maladie sera constituée. »

Cette origine imitative du tic est surtout fréquente chez l'enfant, ainsi que l'ont fait observer Meige et Feindel : « L'enfant, on le sait, est enclin à singer tous les mouvements. Il contracte aisément des habitudes, surtout les mauvaises. Si, par surcroît, il est entaché de nervosisme, il est apte à tiquer sous quelque prétexte que ce soit. En pareil cas, la rencontre et surtout la fréquentation d'un tiqueur sera la pire des malchances. Rien n'est plus contagieux que le tic entre prédisposés. Mais cette promiscuité n'est même pas nécessaire. Il suffit parfois d'un geste insolite exécuté par n'importe qui. Ce geste, par sa nouveauté, frappe l'enfant. Aussitôt il s'essaie à le reproduire ; il y parvient généralement, le refait avec complaisance, y éprouve

1. Noguès. *Les tics*. Congrès de Grenoble. 1902.
2. Meige et Feindel. *Les tics et leur traitement* (1902).

quelque satisfaction, réitère le lendemain, les jours suivants. L'habitude en est bientôt prise. Et si l'on n'y prend garde, ce mouvement primitivement voulu, adapté à son but — l'imitation, peut dégénérer en tic. »

Ce rôle de l'imitation dans la genèse du tic nous rapproche déjà du phénomène que nous étudions, mais ce phénomène n'est véritablement constitué que lorsque l'imitation, au lieu d'être primitivement voulue et consciente, se présente dès le début avec les caractères de l'automatisme réflexe. Avec ce degré de pureté, on ne le rencontre guère que dans les formes graves et essentiellement chroniques qui ont été groupées sous le nom de « maladies des tics » par Gilles de la Tourette[1] et par Guinon[2], et qui ont été étudiées ultérieurement par Chabbert[3], Sciamanna[4] et d'autres encore.

Dans une observation relevée par Gilles de la Tourette, il s'agit d'un jeune garçon atteint de maladie des tics avec impulsions verbales :

« Un malade s'approche de S... et essaye d'imiter une de ses contorsions les plus ordinaires, qui consiste à lever le bras et la jambe droite en frappant la terre du pied gauche,

---

1. Gilles de la Tourette. *Étude sur une affection nerveuse caractérisée par de l'incoordination motrice accompagnée d'écholalie et de coprolalie* (Arch. de Neurol., 1885, t. IX, p. 19 et 158).

Gilles de la Tourette. *La maladie des tics convulsifs* (Semaine médicale, p. 20, 3 mai 1899, p. 153).

2. Guinon. *La maladie des tics convulsifs* (Rev. de Médecine, 1886).

3. Chabbert. *De la maladie des tics* (Arch. de Neurol., n° 73, janvier 1893).

4. Sciamanna. *Malattia dei tic* (R. Accademia medica di Roma, 1893).

position, comme on le voit, peu favorable à l'équilibre ; il imite en même temps par la voix son onomatopée. Aussitôt S... reprend les cris et gestes de son camarade, et il y met une telle conviction qu'il ne tarde pas à tomber à terre. On est obligé d'intervenir pour faire cesser ce jeu qui pourrait devenir dangereux, et qui a pris naissance et s'est perpétué depuis que les autres malades ont remarqué la faculté d'imitation irrésistible de S... »

Dans une autre observation communiquée par le professeur Pitres de Bordeaux, il s'agit d'une jeune fille présentant également des tics convulsifs avec émissions brusques et involontaires de mots obscènes ou grossiers :

« Elle avait une tendance assez marquée à imiter les gestes ou à prendre les attitudes bizarres dont la vue l'avait frappée. Un soir que son institutrice la promenait dans une foire, elle vit un Gargantua en carton, dont la bouche s'ouvrait et se fermait avec un mouvement régulier, engouffrant tout ce qu'on lui présentait.

L'enfant regarda un moment ce spectacle avec étonnement, et pendant tout le reste de la promenade, elle ne cessa d'ouvrir et de fermer involontairement la bouche, comme elle l'avait vu faire au Gargantua. »

Kaan Bœrhaave cité par Guislain avait déjà rapporté un exemple analogue chez un Écossais :

« Il se découvrait ou se couvrait la tête suivant qu'il le voyait faire, et cela avec une promptitude étonnante. Cet individu, quand il paraissait en public, était forcé de fermer les yeux, de crainte d'être le jouet de ce singulier automatisme. »

Non moins intéressants sont les faits qu'on a pu relater dans quelques névroses encore mal classées qui ont été décrites par Beard [1], O'Brien [2] et Hammond [3] dans certaines contrées et qui paraissent avoir été observées de nouveau par Van Brero [4], Gilmore Ellis [5], Andrew Gilmour, etc [6].

Le Dr Beard [7] a signalé dans la province du Maine, aux États-Unis, une affection très particulière évoluant d'ailleurs sans désordre intellectuel apparent, et connu sous le nom de *Jumping*. A la moindre excitation, le patient faisait un saut et répétait à haute voix l'ordre qu'on venait de lui donner en l'exécutant d'une manière irrésistible :

« Pendant qu'un *sauteur* était assis sur une chaise et coupait son tabac, je m'approchai de lui, et, le frappant subitement sur l'épaule, je lui dis : « Jette-le ». Aussitôt, il lança son couteau qui alla se planter dans une porte et, en même temps, répéta mon ordre. »

« Deux sauteurs étaient-ils ensemble : Frappez-vous, commandait-on, et ils se portaient immédiatement les coups les plus violents. Lorsque le commandement était fait d'une voix brève et claire, les *sauteurs* répétaient l'ordre et l'exécutaient en même temps. »

1. Beard. *Journal of nervous and mental diseases*, Vol. VII, p. 487.

2. O'Brien. *Journal of the straits, branchs of the royal Asiatic Society Singapore*, juin 1883.

3. Hammond. *Myriachit i Nuova malattia del systemto nervoso* (La medicina contemporanea, mars 1884, p. 126).

4. Van Brero. *Le latah, une névrose des Indes néerlandaises* (Nederlandsch tydschrift voor geneeskunde, 9 février 1895).

5. Gilmore Ellis. *Le latah, maladie mentale des Malais* (The journal of mental Science, janvier 1897).

6. Andrew Gilmour. *Le latah, chez les indigènes de l'Afrique du Sud* (Scottisch med. and surg. journal, janvier 1902, p. 18).

7. Beard. *Loc. cit.*, rapporté par Gilles de la Tourette.

On trouve déjà là une suggestibilité remarquable, jointe à des phénomènes d'écholalie ; les manifestations échokinésiques vont apparaître plus nettement dans les observations suivantes.

Deux ans après la relation du Dr Beard, M. O'Brien, un simple curieux qui s'est abstenu de commenter les faits, mais les a rapportés avec une abondance de détails remarquable, constatait des troubles nerveux assez analogues à ceux du *jumping*, en Malaisie. Ces troubles étaient désignés dans le pays sous le nom de *latah*, et ce terme servait également à dénommer les malheureux qui en étaient atteints. Ces derniers, sans y être sollicités, répétaient par instants les paroles et les gestes de leur entourage, tout en jouissant d'un état mental régulier entre les accès :

« Pendant un voyage à travers la péninsule malaise en 1875, je pris à mon service un jeune Malais que ses camarades me signalèrent comme *latah*, bien que sa conduite et sa conversation ne me présentassent rien que de rationnel. Vingt-quatre heures plus tard, nous tirions en signe de réjouissance une fusée-signal, et je me préparais à en faire partir moi-même une deuxième, lorsque ce jeune garçon me poussa violemment de côté, m'arracha la torche des mains, alluma la fusée, et tomba la face contre terre en poussant un cri inintelligible, accompagné de tous les signes de la plus violente frayeur. Je fus très étonné, car la violence est tout à fait étrangère au caractère malais. Le lendemain, ce jeune homme était parfaitement raisonnable et respectueux. Ce jour même, nous prîmes la mer, et, le voyant sur le rivage, j'agitai la main de son côté en signe d'adieu. Il se mit à agiter frénétiquement la main. La rivière faisant un coude, je le perdis de vue : à ce moment même, je me mis à siffler, et fus très étonné, lorsque je l'aperçus à nouveau, de le voir agiter encore la main et de l'entendre siffler un air européen qui lui était parfaitement inconnu.

« Quelque temps après, on me présenta une femme malaise, âgée et très respectable. Je causai environ dix minutes avec elle sans rien soupçonner d'anormal. Tout à coup, celui qui me l'avait amenée enleva son habit, aussitôt elle commença à se déshabiller et elle se fut mise complètement nue si je ne m'étais interposé. Ce qui me parut bizarre, ce fut la rage de cette femme contre l'instigateur de cet outrage fait à son sexe. Pendant qu'elle se déshabillait, elle ne cessa de l'insulter grossièrement, l'appela « porc abandonné » et me supplia de le tuer.

« Je citerai, en dernier lieu, un cas qui eut une issue fatale. Le cook d'un steamer était un *latah* des plus corsés. Il berçait un jour, sur le pont du navire, son enfant dans ses bras, lorsque survint un matelot qui se mit à l'instar du cook, à bercer dans ses bras un billot de bois. Puis ce matelot jeta son billot sur un tendelet et s'amusa à le faire rouler sur la toile, ce que fit immédiatement le cook avec son enfant. Le matelot lâchant alors la toile laissa retomber son billot sur le pont ; le cook en fit de même pour son petit garçon qui se tua sur le coup[1]. »

Ces faits singuliers n'ont pas été observés seulement dans les climats chauds ; on les signale en Sibérie. Le Dr Hammond en rapporte des cas fort intéressants :

« Au moment où nous arrivions au rivage, nous nous aperçûmes que notre compagnon, un capitaine d'état-major de l'armée russe, s'était approché subitement du pilote, et, sans motif, lui frappait le visage de ses mains. Après quoi, le pilote répétait exactement le geste qu'avait fait le capitaine et le regardait ensuite d'un œil courroucé. Si le capitaine donnait brusquement, en sa présence, un coup sur son côté, le pilote répétait ce coup de la même manière et sur le

---

1. O'Brien. *Loc. cit.*, rapporté par Gilles de la Tourette.

même côté; si un bruit se produisait inopinément ou avec intention, le pilote semblait forcé, contre sa volonté, de l'imiter à l'instant avec une grande exactitude. Les passagers, par malice, se mirent à imiter le grognement du porc ou d'autres cris bizarres; d'autres battaient des mains, sautaient, jetaient leurs chapeaux sur le pont, et le pauvre pilote imitait tous ces gestes avec précision, autant de fois qu'on les répétait. Comme nous quittions la rive pour nous embarquer sur le bateau à vapeur, un de nos hommes jeta son béret à terre. Observant le pilote, nous le vîmes également jeter son béret. Plus tard, nous fûmes témoins d'un incident qui nous prouva jusqu'où s'étendait son irresponsabilité. Le capitaine du bateau, tout en battant des mains, buta accidentellement et tomba pesamment sur le pont. Le pilote, sans avoir été touché par le capitaine, se mit à battre des mains, et voulant l'imiter jusqu'au bout, tomba précisément de la même manière et dans la même position [1]. »

D'après le Dr Hammond, des phénomènes comparables aux précédents ont été maintes fois observés, du côté de Yakutsk ; ils se rattachent à un état morbide bien connu et désigné sous le nom de *miryachit* en Russie.

Le même auteur affirme qu'il existe encore une maladie très semblable décrite sous le nom de *Schafftrunkenheit*, en Allemagne. Ainsi, il semblerait que *jumping* du Maine, *latah* de Malaisie, *miryachit* de Sibérie et *Schafftrunkenheit* d'Allemagne soient une seule et même affection, caractérisée surtout par une déchéance spéciale des facultés inhibitrices favorisant toutes les modalités de l'*échokinésie*.

L'*échokinésie* des psychasthéniques dans laquelle

1. Hammond. *Loc. cit.*, rapporté par Gilles de la Tourette.

rentrent les différents exemples que nous venons de donner, semble relever d'une psychologie très analogue à celle du tic.

Au moment même de sa production, l'acte en écho échappe à la *conscience* sans aucun doute, mais il n'en est pas moins vrai qu'avant comme après cet acte, le sujet est à même d'apprécier son caractère ridicule et intempestif. Si le mouvement s'est réalisé, c'est parce qu'il s'est présenté à l'esprit avec les caractères de l'*obsession impulsive*, du besoin en quelque sorte impérieux et irrésistible d'emblée. Il y a là une part d'*émotion*, et cette émotion existe déjà à l'état de germe quand le malade ne manifeste qu'une propension, quand il éprouve ce désir cuisant que connaissent tous les obsédés sans extérioriser toutefois l'image motrice intensive qui met à l'épreuve son pouvoir de retenue. La lutte qu'il engage, si courte soit-elle, ne fait qu'exaspérer cette note émotionnelle et épuiser davantage ses forces d'inhibition, car il en résulte un sentiment d'angoisse, ce sentiment qui se produit toujours chez les psychasthéniques lorsqu'ils veulent arrêter une manifestation indépendante de leur volonté. C'est à ce moment que le sujet laisse échapper son geste en écho, pour le répéter même à plusieurs reprises, avec une sorte d'acharnement dans certains cas.

Si l'*échokinésie* des psychasthéniques n'échappe pas à leur conscience, elle n'échappe pas davantage à leur *volonté*. Nous voulons dire par là qu'il est bien peu de malades qui ne puissent, par instants, réprimer leurs gestes réflexes. Sans doute leur principale imperfection mentale réside bien dans une insuffisance du pouvoir d'arrêt, mais, chez eux, les éléments qui ne prennent aucune part à la représentation du mouvement intempestif peuvent cependant s'associer en une synthèse inhibitrice à l'occasion. De l'examen d'un certain nombre de tiqueurs échopraxiques, il résulte que ces derniers luttent toujours à divers degrés contre leur impulsion irrésistible à répéter les gestes d'autrui; ils peuvent interrompre cette impulsion de telle sorte que le mouvement involontaire peut être affaibli dans son intensité, retardé dans son apparition, empêché même dans son exécution. Nous nous souvenons avoir observé, dans le service de Gilles de la Tourette, un tiqueur échopraxique, qui pouvait exercer une certaine influence sur son échopraxie comme sur ses mouvements convulsifs. Quelquefois, le malade parvenait à s'inhiber complètement, mais d'autres fois aussi, cette inhibition était infructueuse, et tandis que la volonté du sujet s'efforçait de maintenir une immobilité douloureuse devant nos gestes, elle lâchait bride à un moment donné, laissant libre cours à un véritable accès de mouvements en écho. Il arrivait également que le malade pût remplacer un geste complet par un geste avorté ou simplement ébauché. Cette action complète ou incomplète de sa volonté sur l'échopraxie se manifestait presque exclusivement lorsqu'on avait soin de le prévenir et qu'il se sentait observé. Au contraire, lorsqu'on effectuait un mouvement d'une manière inopinée, ce mouvement était reproduit presque invariablement.

Quoi qu'il en soit, il résulte de tout ce qui précède que chez le tiqueur échopraxique, la force cohésive des éléments de la personnalité peut s'accroître par un effort d'attention : la volonté virtuellement présente, en quelque sorte, peut se manifester d'une façon effective sous le coup de fouet de l'effort, et le psychisme supérieur qui, en temps ordinaire, est incapable de refréner le mouvement qui lui échappe, devient néanmoins capable de l'inhiber momentanément.

En résumé, les mouvements en écho du psychasthénique sont des éléments rebelles détachés de l'agrégat général constitutif du « moi » agrégat dont la force de cohésion n'est pas toujours suffisante pour faire frein, mais qui n'en subsiste pas moins pour juger et apprécier cet élément rebelle, pour en souffrir comme d'une infirmité gênante, enfin, pour le modérer et l'enrayer momentanément. L'*échokinésie* peut être considérée, le cas échéant, comme un trouble moteur analogue au tic : elle s'en distingue par ce simple fait, qu'au lieu de se produire d'une façon spontanée, la réaction motrice intempestive apparaît en présence d'un geste exécuté par autrui et en reproduisant ce geste. Comme le tic, elle témoigne d'une *désagrégation fragmentaire de la personnalité*.

b) Il est peu de services d'aliénés où l'on ne puisse constater, chez quelques malades, cette même propension à la répétition des mouvements et des gestes. Morel[1] avait déjà considéré « l'imitation poussée à l'ex-

1. Morel. *Traité des dégénérescences.*

cès », comme faisant partie intégrante du caractère des dégénérés. Des exemples assez nombreux ont été recueillis dans une thèse plus récente de Breitman[1]. Mais c'est surtout depuis l'avènement de la *démence précoce* que l'échokinésie a conquis chez les aliénés un intérêt de premier ordre. On la rencontre à divers degrés chez les *hébéphréniques* et les *paranoïques*. Toutefois, elle se manifeste encore davantage dans l'activité imitative de certains *cataloniques* qui reproduisent spontanément tous les gestes de leur entourage. « Le médecin avance la main, aussitôt le malade tend la sienne; on prend sa montre, il fouille dans son gousset; on se baisse, il se baisse. Ou bien ce sont les gestes et les attitudes des autres malades, et de préférence les plus absurdes qui sont imités. A côté d'un malade qui se tient debout, immobile et la tête profondément penchée vers la terre, vient s'en placer un autre qui, non content d'imiter son attitude, l'exagère en fléchissant et penchant tout le corps en avant[2]. »

Nous avons pu, nous-mêmes, en examinant des déments précoces, recueillir un certain nombre d'observations de ce genre. C'est ainsi que nous avons vu Mlle B... imiter tous les actes de Mme P..., laquelle imitait Mme H... Le cas de M. M... n'est pas moins intéressant :

M. M... est immobilisé depuis une dizaine d'années dans un état d'affaiblissement intellectuel relatif dont le trait le

---

1. Breitman. *Contribution à l'étude de l'écholalie, de la coprolalie et de l'imitation des gestes chez les dégénérés et les aliénés* (Th. Paris, 1888).

2. Deny et Roy. *La démence précoce*, p. 32.

plus saillant est une extrême suggestibilité. Il suffit d'exécuter devant lui un mouvement quelconque pour le voir immédiatement reproduit, et au cours d'un examen, on éveille à chaque instant, sans le vouloir, les tendances échopraxiques du sujet.

Nous étendons la main pour lui faire signe d'approcher; il étend la sienne et répond par un geste d'appel tout en obéissant ponctuellement au nôtre. Comme nous prenons une feuille de papier que nous étalons devant nos yeux, il prend au hasard un dossier qu'il trouve sur la table et se met en position d'écrire. Nous déplaçons un objet: il le déplace à son tour. Puis il exécute après nous une série de gestes absurdes : il tire la langue, tient au contact de son nez l'extrémité de son index, etc. Il se lève avec nous comme poussé par un ressort, et d'un geste d'automate il nous rend le salut que nous lui donnons en partant.

On peut observer des tendances du même genre mais à un degré certainement moindre chez des déments n'appartenant pas au cadre de la maladie de Krœpelin.

De même que l'*échokinésie* des psychasténiques nous a paru relever d'un mécanisme voisin de celui du *tic*, de même l'*échokinésie* des déments nous semble assimilable théoriquement au phénomène de la *stéréotypie*.

De notre enquête auprès de déments précoces que nous avons examinés à cet effet, il résulte que les mouvements échopraxiques de ces malades ne peuvent être considérés comme conscients au sens psychologique du mot. Ces mouvements ne comportent aucun élément émotionnel et ne subissent aucune influence de la part de la volonté. Ils sont l'expression pure et simple d'un automatisme réflexe dont l'explication est aisée, lorsqu'on connaît l'état de dissociation qui constitue le fonds mental de pareils sujets.

A l'état normal, les éléments de l'esprit ont entre eux une solidarité toujours en éveil. Mais, suivant une remarque déjà énoncée dans un chapitre antérieur, qu'on supprime cette solidarité, et toute représentation occupant à un moment donné le champ de la conscience aura tendance à s'y maintenir sans concurrence de représentations réductrices. Dans ces conditions, cette représentation, si c'est une représentation motrice, devra s'extérioriser d'une manière immédiate et sans aucun frein. En effet, c'est la neutralisation réciproque qu'exercent les uns sur les autres les éléments de la pensée, ce sont les contacts d'images mentales simultanées qui constituent le pouvoir d'inhibition ; mais l'agrégat de la personnalité venant à disparaître dans la dissociation des éléments psychiques, chaque élément non agrégé peut s'extérioriser sans être retenu par ses rapports de cohésion avec d'autres éléments, chaque représentation vivant isolée s'impose brutalement et s'extériorise aussitôt.

Dès lors, il est facile de comprendre ce qui peut se passer dans la mentalité d'un pareil sujet en présence d'un geste accompli par autrui.

Le mouvement effectué est recueilli par le centre visuel sous forme d'image visuelle, laquelle évoque immédiatement l'image kinesthésique correspondante, en vertu des liens associatifs inférieurs qui unissent encore les centres visuels à la zone sensitivo-motrice. Cette légère excitation des centres sensitivo-moteurs suffit à produire le courant centrifuge qui doit présider à l'exécution du mouvement. En effet, ces centres sensitivo-moteurs ont perdu les liens d'association supérieurs en vertu desquels les modifications qu'ils subissent pourraient être assimilées par la personnalité, et il en résulte un défaut d'inhibition en même temps qu'une absence de conscience.

Nous retrouvons là une origine très analogue à celle de la stéréotypie, à savoir : persistance d'une image kinesthésique parce que dans l'état d'inertie cérébrale aucune autre image ne vient la réduire, et extériorisation fatale de cette image sous forme de mouvement, en vertu du même mécanisme. L'échokinésie du dément, comme sa stéréotypie, témoigne d'une *désagrégation intégrale de la personnalité.*

c) Les états de déchéance acquise ne sont pas les seuls à nous fournir des exemples d'*échokinésie.* Ces exemples ne sont pas rares dans les états de *débilité congénitale,* chez les *idiots* principalement.

Seguin avait déjà fait ressortir combien l'imitation jouait un rôle important dans l'activité des arriérés.

M. Noir[1] dans son excellente thèse insiste également sur ce fait. Pour désigner les cas où le sujet imite simplement les actes qu'il a vu faire antérieurement, l'auteur emploie même l'expression de « fausse échokinésie » ou « échokinésie de mémoire » :

« Guy... a la manie de l'imitation... cette manie n'est pas

1. Noir. *Étude sur les tics* (Thèse de doctorat, 1893).

l'échokinésie véritable. Le sujet ne copie pas automatiquement l'acte que l'on accomplit devant lui... il imite les actes qu'il a vus autrefois et qui l'ont frappé. Ainsi comme je lui présente un tableau destiné à enseigner la notion des diverses couleurs aux enfants, il frappe sur une couleur ; puis prenant un air grave et imitant la maitresse d'école, il me demande « Qu'est-ce que c'est que ça ? » En même temps, il place le papier coloré sur le carré correspondant du cadre, voulant m'enseigner ce qu'on lui apprit à lui-même, et de la même façon. Il imite aussi les bateleurs qui font la parade et crie avec un sérieux des plus comiques : « Allons, mesdames, entrez, voici la comédie. » Son intelligence est cependant très rudimentaire. »

Ici l'image kinesthésique a été enregistrée et retenue, assimilée à la personnalité en un mot. Dans l'*échokinésie* vraie au contraire, il n'y a aucune participation du psychisme supérieur, et l'image kinesthésique aussitôt reçue par les centres inférieurs de perception brute s'extériorise sous forme de mouvement, sans que le temps d' « assimilation » ou de « détermination » ait pu s'effectuer.

En voici des exemples :

« Dev... est un type d'échokinésique. Il imite absolument tous les mouvements et reproduit tous les gestes. Il copie même la mimique du visage qui accompagne certains gestes. Nous faisons signe de nous moucher, il se mouche, mais comme il n'a pas de mouchoir, il se mouche avec les doigts. Comme nous feignons de prendre une pincée de sulfate de quinine, il en prend une à son tour et il parait lui trouver un goût détestable, ce qui ne l'empêche pas de recommencer quand, de nouveau, nous simulons le même acte. Nous faisons alors des efforts de toux qu'il imite fidèlement. Deux crayons se trouvent sur la table ; nous en saisissons un, nous le jetons : même acte de la part de Dev... ; nous faisons le simulacre de nous arracher les cheveux, il se les arrache en réalité. Nous nous cognons la tête contre le mur, il se la cogne, mais si fortement que nous ne voulons plus renouveler l'expérience. »

« Boiv... répond aux questions par monosyllabes. Nous n'avons pu constater son écholalie. Mais il est échokinésique, il imite tous les actes qu'on fait devant lui (actions de battre des mains, de regarder le bout de son doigt, de lever les mains en l'air, de se frapper, etc.). »

« Batm... est aussi échokinésique ; il imite, autant qu'il le peut, les gestes qu'il voit faire sans qu'on le lui ordonne. Il siffle quand on siffle, se cogne quand on fait le simulacre de se cogner. »

M. Noir a cru remarquer la fréquence de l'échokinésie chez les sourds-muets, comme il avait remarqué la fréquence de l'écholalie chez les aveugles. Nous ne serions pas éloigné d'admettre pour les premiers la théorie qu'il invoque lui-même pour les seconds. Le sourd-muet n'ayant qu'un sens supérieur pour enregistrer les impressions qui lui viennent du dehors, doit avoir une mémoire visuelle développée, et cette mémoire, il doit tendre à l'accroître, la mémoire auditive ne pouvant exister chez lui. Aussi toutes les fois qu'un sujet arriéré et sourd-muet reçoit une impression visuelle, il cherche naturellement à en fixer l'image, et pour mieux assurer cette fixation, lorsqu'il s'agit d'une image motrice, il en imprègne en quelque sorte ses centres kinesthésiques par une répétition du mouvement.

En dehors des cas où il existe de la surdité sensorielle, la même théorie peut être soutenue. On peut admettre, en effet, que chez des échopraxiques sans surdité sensorielle, la mémoire auditive ait subi un arrêt de développement au profit de la mémoire visuelle.

Quoi qu'il en soit, nous pensons que l'échokinésie des idiots n'est pas aussi purement « polygonale » que celle des déments dont nous parlions tout à l'heure. Elle n'est pas sous la dépendance d'une dissociation des éléments de la pensée ; elle répond bien plutôt à la pénurie, à la pauvreté même de ces éléments. Par suite, le mouvement échopraxique ne peut être considéré ici comme un élément désagrégé parfaitement autonome et indépendant de tout agrégat de personnalité. Il est plutôt la manifestation directe d'une personnalité misérable qui dépense son activité comme elle peut. Le sujet produit ce dont il est capable, et il n'est capable que d'imitation, parce que l'acte imité n'exige pas une aussi grande initiative que le spontané. Seulement l'opération intellectuelle qui s'intercale entre la représentation visuelle et la répétition effective du mouvement est d'autant plus rudimentaire que le terrain est plus arriéré. Dans les échelons supérieurs, cette opération consciente qui incombe au centre *o* est presque complète, et la répétition prend les caractères de l'échokinésie de mémoire : dans les échelons inférieurs, elle se réduit à zéro, abandonnant la tâche aux seuls centres polygonaux, et la répétition prend le caractère de la véritable échokinésie.

En résumé, nous croyons qu'on peut appliquer à l'échokinésie les considérations que nous émettions tout à l'heure en différenciant les mouvements rythmiques de l'idiot des mouvements stéréotypés du dément :

« C'est une façon d'activité que le sujet dépense faute
« de mieux avec ses faibles moyens et suivant ses mo-
« destes aspirations. Il serait donc juste de dire que ces
« gestes ont un contenu idéo-affectif, mais que ce con-
« tenu vaut ce qu'il vaut, qu'ils sont élaborés par la
« volonté mais que cette volonté est l'expression d'une
« personnalité à peine ébauchée, qu'enfin ils ont leur
« représentation dans la conscience, mais que cette
« conscience est un miroir terne et dépoli autant
« qu'exigu. En un mot, les mouvements automatiques
« de l'idiot ne sont pas des éléments autonomes issus
« d'une désagrégation psychique; ils sont purement et
« simplement le témoignage misérable d'une activité
« mentale misérable également. »

Nous venons de voir que l'*échokinésie* répond à un
substratum psychologique variable suivant qu'on l'envisage sur des terrains différents. Ces terrains, pour
quelque distincts qu'ils soient fondamentalement, n'en
ont pas moins un lien de parenté. Ce lien de parenté
c'est l'extrême *suggestibilité* du sujet.

Cette *suggestibilité*, nous la retrouvons chez la plupart des psychasténiques et tout particulièrement chez
ces tiqueurs étranges, dont nous avons relevé quelques
traits. « A de nombreuses reprises, dit O'Brien, j'ai été
en rapport avec des Malais affectés de *latah*, qui, sans
aucun effort de ma part, se sont complètement abandonnés à ma volonté et à mon pouvoir absolu de direction. J'ai essayé ma puissance sur ces sujets, et j'ai
acquis la certitude que dans chaque cas mon influence
sur eux était pratiquement sans limites. » Beard n'est

pas moins affirmatif dans les exemples qu'il nous fournit :

« Un *sauteur* surpris par l'ordre de « Frappe-le », alors qu'il était devant une fenêtre, passa son poing à travers le carreau, et se coupa profóndément.

Un jour, il jouait avec un de ses camarades qui l'avait renversé sur le gazon. Quelqu'un s'approche et lui dit : « Frappe-le. » Il le frappa à poings fermés.

Il était à une fenêtre peu élevée ; on lui cria : « saute », et il sauta en répétant brièvement l'ordre qu'on venait de lui donner.

Il tenait à la main un vase : « Jette-le » lui dis-je. Il le lança par terre avec la plus grande violence et se mit ensuite à en ramasser patiemment les morceaux. »

Cette même *suggestibilité*, nous la retrouvons au plus haut degré chez certains *déments*, précisément chez ceux qui présentent avec un maximum de fréquence des tendances à l'échopraxie.

Les *déments précoces* sont pour la plupart d'une docilité morbide, quand ils n'ont pas au contraire du négativisme. Ils veulent tout ce que l'on veut et se prêtent de bonne grâce à toutes les épreuves auxquelles on veut les soumettre. Ils obéissent à tous les ordres qu'on leur donne, si absurdes soient-ils, et ils les exécutent sans résistance, sans s'insurger contre leur inutilité ou leur absurdité. Chez un malade de M. Masselon[1], la réceptivité passive de l'esprit était telle qu'il suffisait d'écrire au tableau noir « levez le bras » pour que ce mouvement fût immédiatement accompli. Chez un autre, la lecture d'un journal où il

---

1. Masselon. *Psychologie des déments précoces* (Thèse, Paris, 1900).

était question du signe de la croix, provoqua ce geste d'emblée. Nous-mêmes avons pu faire exécuter chez quelques-uns de ces malades les actes les plus ridicules, sans récrimination et sans étonnement.

Enfin, cette même *suggestibilité,* nous la retrouvons encore chez les arriérés, et M. Noir en signale des exemples chez les *idiots :*

« Dup... obéit absolument à tous les ordres... On le suggestionne comme un hypnotisé. Ainsi, comme il n'a pas d'anesthésie, il ressent bien les piqûres et réagit vivement si on lui en fait, mais si en le piquant on insiste fortement, lui disant qu'il ne sent rien, il ne manifeste plus de douleur. Tout ce qu'on lui ordonne est à l'instant fidèlement exécuté : malgré sa paralysie on le fait lever, coucher, on le fait cogner et exécuter toute sorte de mouvements dans la mesure du possible. »

Ces relations entre la *suggestibilité* et l'*échokinésie* ne sont certes pas pour nous surprendre, et l'on peut dire que la deuxième n'est qu'une modalité très simple et très pure de la première. Entre le mécanisme qui préside à l'acte du malade qui lève le bras parce que son voisin lève le bras, et le mécanisme qui préside à l'acte du malade qui lève le bras parce qu'il voit la phrase « levez le bras », écrite sur un tableau noir, il n'y a qu'une différence de complexité. Dans le premier cas, il y a simplement extériorisation d'une image kinesthésique ; dans le second cas, il y a transformation préalable d'une image verbale graphique en cette image kinesthésique, puis extériorisation de cette dernière. Le phénomène fondamental est toujours le même : l'esprit accepte sans contrôle toutes les suggestions venues du dehors, parce que ces suggestions n'évoquent en lui aucune synthèse personnelle susceptible de leur faire échec, soit que la volonté consciente ait de simples défaillances comme chez les *psychasthéniques*, soit qu'elle devienne incapable de coordonner ses représentations comme chez le *dément*, soit enfin que ces représentations mêmes soient pauvres ou absentes comme chez l'*idiot*.

Incontinence des centres inférieurs livrés à eux-mêmes par distraction, déchéance ou absence des facultés directrices, tel est, dans tous les cas, le substratum général du phénomène que nous venons d'étudier et qui se rattache ainsi par son origine à la plupart des troubles psycho-moteurs qu'on voit évoluer sur les mêmes terrains. A côté de l'évidente complexité qui préside au mécanisme intime des manifestations morbides, et légitime au point de vue pathogénique les distinctions que nous venons d'établir, il faut reconnaître une unité fondamentale qui tend à rapprocher dans une même synthèse des cadres nosographiques parfaitement distincts.

II. — TROUBLES DE L'EXPRESSION INVOLONTAIRE OU PASSIVE

Nous avons dit que parmi les troubles de la *mimique émotive*, les uns se présentent comme de véritables *troubles d'adaptation* et paraissent avoir leur origine dans une perturbation des *associations idéo-affectives*, tandis que les autres nous apparaissent comme des *troubles de fonctionnement*, et reconnaissent pour cause une altération de l'appareil spécialement affecté à l'organisation de l'expression émotive (thalamus et ses dépendances).

Dans les *troubles d'adaptation*, il y a *incongruance* entre l'expression émotive du sujet et la qualité émotionnelle de sa situation. Dans les *troubles de fonctionnement*, l'exécution même du mouvement mimique se trouve altérée, soit par *défaut d'inhibition*, soit par *défaut de dynamogénisme*.

1° TROUBLES PAR INCONGRUANCE

Les troubles par incongruance comprennent tous les cas où l'expression émotive du sujet est franchement paradoxale, contradictoire ou simplement discordante, injustifiée, par rapport à la qualité émotionnelle de sa situation. Ces différents cas ont été groupés sous le nom générique de *paramimie*.

Paramimie.

Normalement, toute expression mimique doit être adéquate à l'état idéo-affectif qu'elle représente, c'est-à-dire qu'elle doit répondre aux caractères particuliers de l'incitation, qualitativement et quantitativement. Il n'est pas naturel, avec une émotion agréable, d'avoir une expression triste ; il n'est pas naturel non plus de « rire aux larmes » avec une émotion médiocrement gaie ou d'esquisser un simple sourire alors qu'on est quasiment « fou de joie ».

De telles manifestations ne sont pourtant pas rares chez les aliénés. Ziehen insiste d'une façon toute particulière sur cette « discrépance entre les troubles intellectuels et les réactions mimiques », et il considère cette dissociation comme un des principaux caractères imprimés par la puberté à toutes les affections mentales qui apparaissent à cette époque de la vie. Kraepelin signale également cette « paramimie hébéphrénique » chez la plupart des déments précoces et il la définit : « une absence de rapport entre l'humeur et l'aspect du visage ».

Le défaut de concordance entre le ton émotionnel du délire et l'habitus extérieur du malade apporte parfois sa contribution à un certain nombre de phénomènes qui lui sont connexes. C'est ainsi que la *paramimie* peut prendre un caractère *stéréo-mimique*, c'est-à-dire qu'elle peut évoluer dans un cercle restreint, dont le thème ne varie guère ou ne varie jamais. Alors, non seulement les gestes et les jeux de physionomie ne sont pas adéquats aux expressions verbales qui les accompagnent, mais encore ces gestes et ces jeux de physionomie, comme ces expressions verbales elles-mêmes, se reproduisent d'une manière incessante et en quelque sorte stéréotypée. Ce caractère est très mani-feste dans le discours des malades atteints de *verbigé-ration* qui déclament sans cesse, sur un ton pathétique et théâtral, les mêmes phrases d'une portée banale ou les mêmes mots vides de sens. Or c'est précisément cette intervention d'une *paramimie stéréomimique* qui distingue la *verbigération* des catatoniques de la loqua-cité déclamatoire des maniaques et de la radoterie des déments.

Nous ne nous étendrons pas plus longuement sur les caractères cliniques de la *paramimie*, mais fidèle à l'esprit de ce travail, nous chercherons à en élucider surtout la signification et le mécanisme psychologique.

Avant de pénétrer dans le cœur du sujet, nous tenons à mettre en évidence une remarque qui nous a été suggérée par l'examen minutieux d'un assez grand nombre de malades et qui a pour résultat de restreindre sensiblement le domaine apparent de la *paramimie*. Cette remarque est la suivante : *La prétendue inadaptation du langage mimique n'est souvent qu'une inadaptation du langage verbal.*

Chez l'aliéné, aussi bien que chez l'homme sain, c'est toujours par l'intermédiaire du langage que se traduisent au dehors les modifications de la pensée. On ne peut entrer en communication avec lui, on ne peut pénétrer dans l'intimité de son être psychique que par le langage sous ses différentes formes, c'est-à-dire à la faveur des réactions mimiques et verbales. Nous nous trouvons donc en présence de deux données et nous comparons naturellement les résultats concordant de ces deux données pour nous édifier sur l'inconnu que nous ne pouvons saisir. Or quand ces deux données sont l'objet d'une dissociation, quand les deux phénomènes objectifs de la parole et du geste sont en désaccord manifeste, nous avons tendance à faire du discours verbal la photographie de l'état affectif réel et nous accusons la mimique d'une discrépance qui, au total, n'est pas démontrée. Qui nous dit que le faux témoin est bien celui que nous pensons ? Voici un sujet dont la mimique reste indifférente en présence d'une situation triste ; nous ne pouvons affirmer qu'une chose, c'est qu'en présence de la même situation nous réagirions nous-mêmes plus vivement. Mais rien ne nous autorise à croire que cette indifférence mimique n'est pas l'expression parfaitement adéquate d'une indifférence affective. Le seul critérium objectif que nous possédions pour affirmer que la mimique d'un malade n'est pas adéquate à son état d'âme, réside dans la constatation d'une opposition entre cette mimique et le discours verbal en admettant que le discours verbal soit bien lui-même l'image de cet état d'âme. Or cette dernière condition n'est pas toujours réalisée, puisque certains malades sont paraphasiques et disent parfois l'inverse de ce qu'ils veulent dire. Tel malade qui nous parle de crime et d'assassinat, demeure souriant et ne paraît nullement terrifié, ni dans ses gestes, ni dans l'expression de sa physionomie. Est-ce bien cette mimique qu'il faut accuser de discrépance? Ou bien n'est-ce pas au contraire le discours verbal qui extériorise de travers la pensée, tandis que la mimique répond sincèrement à des états affectifs dont le faux témoin de la parole nous altère la teneur?

A priori, les arguments ne sont pas rares qui nous permettent d'affirmer qu'entre les deux témoins de la parole et du geste, c'est le dernier qui est de beaucoup le moins faillible, et qui demeure le plus invariablement lié aux états d'esprit. Ces arguments, on peut les tirer à la fois de la physiologie et de la pathologie, et on peut les fortifier de nombreuses constatations empruntées simultanément à l'évolution philogénique et ontogénique.

a) Au point de vue de *l'évolution générale*, il est certain que l'homme primitif a dû recueillir des sensations bien avant de les analyser par la pensée, et il est non moins certain que son attitude et sa physionomie ont été le reflet des impressions reçues, bien avant que ces dernières eussent leur traduction conventionnelle dans un signe graphique ou verbal. Entre le langage élémentaire commun aux hommes et aux animaux qui s'expriment par gestes ou par cris, et le langage articulé, propriété de notre espèce, il y a des différences si profondes que beaucoup de psychologues ont eu peine à admettre que le second dérivât du premier. On a même opposé le langage « naturel » au langage dit artificiel. Il y a cependant lieu d'admettre l'idée qu'indiquait Lucrèce[1] et qui fut défendue à notre époque par l'illustre linguiste Schleicher[2]. Cette idée qu'ont adoptée et soutenue chez nous, des anthropologistes tels que Girard de Rialle[3] et Zaborowsky[4], peut être exprimée de la façon suivante. Le langage est, à son origine, expressif; le geste et le cri, plus tard l'interjection et l'onomatopée, expriment, par une sorte de réaction automatique du système nerveux, les sentiments que l'animal éprouve et les idées encore fort élémentaires qu'il possède. Le langage articulé qui est le propre de l'homme, dérive, par une série de transformations successives, de ces premiers procédés d'expression. Ce langage n'est conventionnel qu'en apparence, et s'il nous semble arbitraire, c'est que

---

1. Lucrèce. *De natura rerum*, Liv. V.

2. Schleicher. *Die deutsche Sprache*, 1860.

3. Girard de Rialle. *Le transformisme en linguistique* (Revue scientifique, avril 1875).

4. Zaborowski. *L'origine du langage* (Paris. F. Alcan).

nous n'apercevons pas les phases à travers lesquelles le langage expressif s'est transformé en une langue synthétique, puis analytique. Cette assertion trouve, d'ailleurs, un appui nouveau si nous passons de l'évolution dans le temps à l'évolution dans l'espace. Chez les sauvages frappés d'arrêt de développement, les gestes jouent un aussi grand rôle que les mots, si bien que de tels sujets ne peuvent plus se comprendre, paraît-il, dans l'obscurité. Quoi qu'il en soit, on ne peut nier que le langage des gestes ait sur celui de la parole un droit d'aînesse qui en fait un élément plus profondément ancré dans l'espèce et partant plus solide. La notion d'uniformité tout au moins relative dans le domaine des gestes et de dissemblance flagrante dans le domaine du langage verbal vient confirmer, d'ailleurs, une telle conclusion. Les gens de différents pays, les gens d'autrefois comme ceux d'aujourd'hui, expriment leurs états d'âme, à quelques variations près, par les mêmes attitudes et les mêmes jeux du visage : on sait en revanche combien sont variables leurs caractères graphiques et leurs langues.

b) Des considérations analogues trouvent une application immédiate dans *l'évolution individuelle*. L'enfant qui ne parle pas, manifeste déjà par sa physionomie et ses gestes le désir qu'il a d'un objet. Si on tente de lui faire échec, il s'agite ; il se détourne, si l'on se trompe sur le choix de la chose convoitée. A-t-on compris ce qu'il voulait, c'est dans son attitude, c'est dans l'aspect de son visage que nous lisons encore son bonheur. Lorsque, plus tard, ce même enfant parlera, il exprimera les mêmes choses de façon plus complexe et plus

précise à la fois, parce qu'une nouvelle fonction se
sera développée, parce que ses idées auront une étiquette : l'étiquette du mot. Ici encore, le langage naturel de l'interjection et du geste qui n'est d'abord qu'un
mode d'expression réflexe, nous apparaît comme le
plus ancien et le plus solidement établi.

Ainsi, tant au point de vue ontogénique que philogénique, on ne peut nier que l'expression mimique soit
l'expression primordiale. L'expression verbale est
d'apparition plus tardive ; elle témoigne d'une différenciation beaucoup plus marquée ; elle répond à une
étape plus avancée de l'évolution. C'est que le mot
n'est plus, comme le geste, fonction de l'intérêt vital,
il est fonction de l'intérêt social. Sa venue ouvre une
phase de relations et prélude au besoin d'analyse.

c) Des conséquences *physiologiques* se dégagent très
naturellement des notions générales qui précèdent.
D'acquisition plus ancienne que la parole et l'écriture,
la mimique reste liée à son objet par une association
plus profondément ancrée ; assise sur une plus longue
éducation tant individuelle qu'ancestrale, ses facultés
de déclanchement sont douées d'une susceptibilité plus
exquise et l'on pourrait presque dire d'une fatalité
plus étroite. Qu'on surprenne chez un homme un état
de frayeur : on verra un mouvement de retrait modifier
son attitude et son expression, bien avant qu'une
parole, une exclamation même se soit échappée de ses
lèvres. Cette précession d'ailleurs ne concerne pas uni-
quement la forme passive et involontaire de la mimique;
elle concerne aussi bien sa forme active et voulue. Qu'on
regarde un orateur: le geste précède le mot. « Deman-

dez dans un salon à dix personnes successivement, ce que c'est qu'une crécelle ou quelque chose de compact, dit Grasset, toutes vous répondront en faisant le geste expressif de quelque chose qui tourne ou de quelque chose de tassé ». On pourrait à loisir multiplier ces exemples.

d) L'argument *pathologique* n'est pas moins probant, et c'est à lui que nous voulons en venir. Quelles que soient les relations intimes qui le relient au langage expressif dans le passé de l'espèce, le langage verbal s'est tellement différencié qu'il a conquis une sorte d'autonomie. Sans doute, c'est à tort que certains auteurs ont défini l'aphasie « la perte du langage artificiel avec conservation du langage naturel », puisque dans certains cas le langage naturel est troublé au même titre que l'artificiel. Mais il n'en est pas moins vrai que la conservation du premier est fréquente chez les aphasiques et que c'est l'abolition ou la perturbation du langage dit artificiel, qui constitue, à proprement parler, l'aphasie. Le langage du geste se perd rarement. Les aphasies dans lesquelles on trouve du désordre des gestes ne sont guère fréquentes, et sont d'une nature extrêmement complexe dans tous les cas. Quoi qu'il en soit, nous savons que l'amnésie des signes descend des noms propres aux communs, de là aux adjectifs et aux verbes, puis au langage des sentiments et aux gestes. C'est qu'en général, ce qui est de formation récente périt tout d'abord, tandis que les formations les plus anciennes disparaissent les dernières. Nous en trouvons ici la confirmation : le geste, langage des émotions, se forme avant la parole, langage des idées ; or, il subsiste après elle, il résiste plus qu'elle, dans la plupart des états morbides.

Ainsi peut-on dire *à priori* et en vertu d'arguments multiples que le langage du geste est un mode d'extériorisation plus solide et plus stable que celui du verbe, et qu'il doit constituer par suite un véritable *ultimum moriens* en matière d'expression.

Mais sortons du domaine théorique pour exposer brièvement quelques faits tendant à donner la preuve de ce que nous avancions tout à l'heure, à savoir que nous prenons parfois pour de la *paramimie* ce qui n'est autre chose que de la *paraphasie*.

L'exemple le plus simple que nous puissions prendre est celui de Mme C... que nous avons eu l'occasion d'examiner à l'Infirmerie spéciale du dépôt :

Il s'agit d'une femme âgée de soixante-cinq ans et atteinte de ramollissement cérébral avec déficience intellectuelle. Comme nous lui demandons si elle a des enfants, elle nous répond : « J'en ai cinq... oui... tous les cinq... c'est parfait... » Mais ce disant, elle fond en larmes en ébauchant des gestes désespérés. Nous croyons d'abord à une perversion de l'expression mimique mais nous apprenons dans la suite qu'elle a perdu cinq enfants et qu'en disant « c'est parfait » elle a voulu dire « c'est affreux ». Comme elle réclame sa sortie nous lui demandons s'il lui conviendrait de partir le jour même. « Non... non... non », répond-elle avec insistance; mais un signe affirmatif de la tête accompagne ces mots et la joie rayonne sur son visage.

Quelques traits du même genre suffiraient à prouver que l'inaptation du geste n'est qu'apparente chez cette malade : c'est le verbe qui est en défaut et sert avec maladresse la pensée.

L'exemple de Mme A..., une démente précoce, que nous avons connue dans le service du Dr Sérieux n'est pas moins probant. En maintes circonstances, cette malade a présenté toutes les apparences d'une paramimique et en analysant les phénomènes de plus près nous nous sommes aperçus que l'élément-témoin, c'est-à-dire le langage verbal, était seul responsable des contradictions bizarres que nous voulions imputer au geste :

Une fois Mme A... vint à nous, le regard courroucé et les poings fermés : « Tu es mon fils, nous dit-elle, et je te vénère. » Sa mimique signifiait à ne pas s'y tromper : « tu es mon bourreau, et je te hais. » Or, nous eûmes la preuve immédiate que dans cette opposition paradoxale entre le sentiment qu'exprimait la phrase et celui que rendait la physionomie, le second était le vrai. La malade nous heurta presque aussitôt avec violence et entra dans une indicible colère. Un autre jour, Mme A... savourait avec un plaisir non dissimulé quelques friandises. Elle nous appela auprès d'elle : « Prince ! Venez goûter... c'est délicieusement mauvais ! »

Les troubles du langage chez cette malade ont été d'ailleurs soulignés par M. Masselon qui en donne l'observation au cours de sa thèse. En voici un exemple. Comme elle se plaint d'aller à la douche, elle s'exprime en disant : « finir par une eau bouillante, vous croyez que c'est mal ? On m'a lancé un tuyau dans l'œil. » Il est évident qu'ici le mot *mal* a été employé pour le mot *bien*, le mot *tuyau* pour le mot *jet d'eau*. En réalité la malade ne peut pas dire ce qu'elle veut, et elle passe presque toujours à côté de ce qu'elle désire exprimer : c'est une expression verbale inexacte qui se présente ; c'est même le plus souvent l'expression verbale diamétralement opposée, car les associations par contrastes ont celles qui naissent le plus facilement de l'automatisme. Ce·trouble n'est d'ailleurs pas constant : l'effacement de la représentation verbale appropriée est ici momentané et variable, et cette jargonaphasie par cela même est bien différente de celle qui caractérise les maladies organiques.

Quoi qu'il en soit, il ne faut pas se hâter de conclure à la paramimie, avant de s'être assuré de l'intégrité du langage verbal.

Mais supposons que le langage verbal, comme cela a lieu le plus souvent, soit l'expression fidèle de la pensée chez un malade qui nous présente toutes les apparences d'un paramimique : il nous restera à fixer le contenu de cette *paramimie*.

En présence de *troubles paramimiques* on peut faire une double hypothèse : ou bien les sentiments restent normaux, mais les états affectifs n'ont plus pour se manifester sous forme de mouvements mimiques que des mécanismes altérés par la maladie; ou bien il y a anomalie ou perversion primitive des sentiments mêmes qui sont à l'origine des réactions musculaires servant à l'expression de la mimique. En effet, ce qui est futile pour nous peut être sérieux pour l'aliéné, ou inversement ce qui est sérieux pour nous peut être futile pour lui. En pareil cas, il est juste de dire qu'il ressent une émotion trop forte ou trop faible, et qu'il exprime cette émotion trop forte ou trop faible par une physionomie adéquate, d'une manière logique par conséquent. En d'autres termes, c'est la qualité de l'émotion qui est pathologique et non point le rapport de l'émotion à l'expression.

Or, nous allons essayer de démontrer que le trouble en question n'est pas le résultat d'une dissociation entre les *états psychiques* et les *expressions mimiques* qui doivent leur être adéquates, mais bien le témoignage d'une dissociation entre les *opérations intellectuelles* et les *modifications affectives* de l'individu.

Et tout d'abord l'indissolubilité des liens qui unissent le *langage mimique* au domaine des *facultés affectives* nous est soulignée par des arguments nombreux. On peut dire, en effet, que si le langage parlé et le langage écrit sont par excellence l'expression de la pensée, le langage mimique est bien l'expression de l'émotion. La parole et l'écriture sont surtout l'organe d'extériorisation des idées : elles servent la sphère de l'intelligence. L'attitude, le geste et les jeux de la physionomie servent davantage la sphère affective : on y trouve la réaction spontanée de nos modifications émotionnelles, le miroir fidèle et souvent indiscret de nos passions.

Plus encore que la parole et l'écriture, la mimique nous révèle à autrui et nous extériorise au grand jour, justement parce qu'elle prend racine au plus profond de notre être physiologique, et s'unit par d'inextricables attaches à notre vie affective, à cette vie affective qui préside sans cesse aux moindres manifestations de notre vie intellectuelle elle-même, à cette vie affective en laquelle se résume toute notre vie. Le mensonge demeure à couvert sous l'abri tutélaire d'un discours et toutes les hypocrisies sociales qu'on a coutume d'appeler « les convenances » s'opèrent sans coup férir sous le mécanisme fallacieux de la plume et du verbe. Mais voyez cet homme qui se compose un visage pour faire croire à des dispositions d'esprit qu'il n'a pas ou pour dissimuler soigneusement une émotion qu'il éprouve ; il risque fort de manquer son but et il le manquera d'autant plus sûrement qu'il lui consacrera plus d'application et qu'il mettra plus de volonté consciente à l'atteindre. Tel beau diseur nous confondra le dos tourné, qui sera jugé comme un imposteur au simple aspect de son visage ; tel autre éclate d'une joie fort exubérante, mais un rictus à peine esquissé dépose sur sa bouche une imperceptible grimace et cette nuance expressive, faite de rien, nous dit que ce faux heureux vient de « rire jaune ».

C'est que la langue écrite ou parlée est œuvre de combinaison, elle mesure ses coups et médite ses effets ; elle est toute volonté, toute conscience. Le langage mimique, lui, est l'ouvrage immédiat d'une spontanéité irréfléchie ; il manifeste les états d'âme d'une façon fatale ; il est tout instinct. Aussi bien pourrait-on dire que la parole et l'écriture furent données à l'homme pour lui permettre de mentir, la mimique pour le forcer à se trahir.

Non seulement la mimique est la résultante des modifications émotives, mais encore l'indissolubilité qui relie l'effet à la cause donne à cet effet le caractère et la valeur d'un fidèle réactif. « Ton discours est inscrit sur ton front, disait Marc-Aurèle ; je l'ai lu avant que de l'entendre. » Écoutons aussi Edgar Poé [1] :

1. Edgar Poé. *La lettre volée* : Histoires extraordinaires (Traduction Baudelaire, p. 63, édit. 1893).

« Quand je veux savoir jusqu'à quel point quelqu'un
est circonspect ou stupide, jusqu'à quel point il est bon
ou méchant, quelles sont actuellement ses pensées, je
compose mon visage d'après le sien et j'attends alors
pour savoir quelles pensées ou quels sentiments naî-
tront dans mon esprit ou dans mon cœur, comme pour
s'appareiller et correspondre avec ma physionomie ».
Maudsley[1] ne pense pas autrement quand il affirme :
« La particulière action musculaire, n'est pas seulement l'exposant de la passion, mais bien aussi une partie essentielle d'elle-même. Exprimez par votre physionomie une émotion particulière, celle de la colère, de
l'étonnement, de la malignité, et l'émotion ainsi imitée
ne manquera pas de s'éveiller en vous : pendant que
les traits du visage expriment une passion déterminée, il
est inutile et vain de tâcher d'en éprouver une autre. »
Voilà qui nous conduit bien près de la théorie de
James[2], et, en fait, on peut se demander si l'émotion
proprement dite est primitive et si c'est elle qui détermine l'expression corporelle, ou bien si elle ne se produit pas au contraire lorsque la conscience reçoit le
contre-coup de cette expression même. C'est une opinion discutée qui a pour elle de bons arguments.
Qu'importe d'ailleurs. Ce qui reste certain, c'est que
dans toute émotion, le facteur dynamogénique de l'expression produit à quelque degré un surcroît de plaisir ou de peine correspondant aux nouveaux éléments
conscients qu'il engendre ; en d'autres termes, l'émo-

1. Maudsley. *Pathologie de l'esprit.*
2. W. James. *La théorie de l'émotion* (trad. Dumas, Paris,
F. Alcan, 1903).

tion se grossit de son expression même et cette remarque vient encore à l'appui de l'indissolubilité des attaches qui relient les fonctions mimiques aux modifications de l'affectivité.

Abordant maintenant la deuxième partie de notre thèse, nous croyons pouvoir affirmer que certains états pathologiques déterminent une dissociation manifeste entre les sphères *émotive* et *intellectuelle*.

L'étude psychologique des déments précoces telle qu'elle a été présentée par Masselon témoigne chez ces malades d'un état de « désagrégation » sur lequel nous nous sommes appuyé nous-même pour expliquer différents symptômes cliniques de cette affection. La désagrégation dont il s'agit peut aller très loin : disjonction entre le mot et son contenu, disjonction entre un groupe d'impressions actuelles et le groupe des images emmagasinées qui lui correspond, etc. Mais sous sa forme la plus grossière elle tend à isoler en quelque sorte le fonctionnement des trois départements qui constituent les rouages de toute notre vie mentale : affectivité, intellectualité et motricité. Stransky [1] a d'ailleurs développé cette idée dans un article particulièrement intéressant. Pour lui, ce qui caractérise au point de vue psychologique le dément précoce, c'est ce qu'il appelle « l'incoordination intra-psychique » et plus spécialement la dissociation entre le contenu des facultés *noopsychiques* et *thymopsychiques* [2].

1. Stransky. *Sur la question de la démence précoce* (Centralb. f. Nervenk. XXVII nouvelle série, t. XV, janvier 1904).

2. Sous le nom de *thymopsychie* l'auteur embrasse la vie sentimentale et affective de l'individu, et sous le nom de *noopsychie* sa vie intellectuelle proprement dite.

On sait en effet que les déments précoces manifestent le plus souvent une indifférence émotionnelle remarquable. Au début ils sont encore capables de réagir par rapport à leurs conceptions délirantes, mais peu à peu, le délire n'éveille plus aucune émotion et l'on conçoit qu'il puisse se produire alors une contradiction apparente entre la mimique fidèle servante de l'état émotionnel et la parole traduisant le délire. On voit fréquemment ces malades exprimer des idées hypocondriaques ou de persécution d'un air satisfait ou tout au moins d'un air indifférent et complètement détaché. Le simple anéantissement de l'activité affective ou thymopsychique donne donc l'explication des réactions mimiques indifférentes, mais il est insuffisant à expliquer les réactions mimiques contradictoires. Il n'explique pas par exemple comment un malade de Masselon auquel on présente une fleur odorante esquisse une grimace de déplaisir tout en déclarant éprouver une sensation agréable, ou comment un de nos malades, auquel nous commandons de se tenir sur une jambe, s'exclame en pleurant : « Ah ! que c'est drôle !... ah ! que c'est drôle ! »

En réalité on peut distinguer deux ordres de faits : ou bien c'est une mimique indifférente accompagnant une situation qui nous semble appeler normalement une émotion plus ou moins intense; ou bien c'est une mimique plus ou moins active accompagnant une situation d'une nuance affective indifférente ou franchement opposée.

Dans le premier cas, il suffit de faire intervenir la notion que nous exprimions tout à l'heure, à savoir que ce n'est qu'exceptionnellement et seulement au début que les idées délirantes des déments précoces s'associent à des modifications émotionnelles adéquates, de telle sorte que rapidement le malade est indifférent ou même invariablement satisfait ou béat.

Dans le second cas, il faut faire intervenir un autre élément, lequel puise d'ailleurs à la même source que le précédent. On peut admettre que le sujet, étant incapable d'avoir une émotion adéquate à un processus idéationnel, utilise sa sphère affective à vide en quelque sorte, en cherchant à l'activer au hasard par le stimulus que produisent les mouvements d'expression. Alors une représentation quelconque ne produit plus l'émotion en raison d'un lien logique ; elle est simplement le mannequin sur lequel se drape une activité émotive arbitraire qui vit pour son propre compte sans adaptation, de même que dans un chapitre précédent nous avons vu l'activité motrice arbitraire vivre aussi pour son propre compte et sans adaptation chez ces mêmes malades. Cette conception explique du même coup pourquoi les phénomènes de « discrépance » ne portent pas seulement sur l'expression émotionnelle par rapport à son contenu présumé, mais sur les expressions émotionnelles comparées entre elles aux différents temps de la durée. Par exemple, tel malade qui reste immobile et silencieux pendant des journées entières dans la tristesse et l'abattement du mélancolique, se met à faire une grimace soudaine ou à rire d'un rire explosif.

On peut synthétiser ce qui précède de la façon suivante. A l'état normal notre langage est l'expression de nos pensées et notre mimique est le véritable miroir des états affectifs que véhiculent ces pensées. Or, chez certains malades, il y a dissociation entre l'activité idéationnelle et l'activité affective ; l'émotion est désagrégée de l'idée. Il en résulte que la mimique n'est plus en rapport avec le langage. Ce qu'on appelle « paramimie » ne nous apparaît donc pas comme le témoignage d'une discrépance entre l'*expression mimique* et l'*activité thymopsychique* qu'elle exprime, mais comme le témoignage d'une discrépance entre cette *activité thymopsychique ou affective* et l'*activité noopsychique ou intellectuelle* qui devrait lui être normalement adéquate. Cela revient à dire que le phénomène qui nous intéresse n'est pas un trouble des *liens idéo-mimiques*, mais un trouble des associations *idéo-affectives*, et si nous voulons bien nous rappeler l'indissolubilité que nous avons admise entre la vie affective et l'activité mimique, nous reconnaîtrons qu'en réalité, la mimique conserve ici ses attributions ou si l'on veut ses attaches mentales fondamentalement : le fait psychologique qui explique la paramimie n'est pas à proprement parler un *trouble psycho-mimique*[1].

2° TROUBLES PAR DÉFAUT D'INHIBITION

A côté des troubles qui ont leur origine dans une perturbation des associations idéo-affectives, il en est

[1]. Il est des auteurs qui donnent un sens plus large à cette expression de *paramimie* et font entrer sous sa rubrique un certain nombre de troubles dont nous parlerons à l'occasion de la mimique spasmodique et de la mimique dissociée. Mais nous croyons justement qu'il est fort utile de ne point grouper les faits d'après leurs attributs extérieurs et leur simple valeur objective quand on se place au point de vue de la psychologie.

d'autres qui reconnaissent pour cause une altération de l'appareil spécialement affecté à l'organisation même de l'expression émotive. Lorsque cet appareil représenté par le thalamus se trouve directement excité par une lésion irritative, ou mieux encore lorsqu'il a perdu ses relations corticales par une lésion destructive de sa couronne rayonnante, l'action inhibitrice du cerveau ne peut plus s'exercer, et de ce défaut d'inhibition résultent de véritables décharges motrices qui relèvent de l'automatisme et se traduisent par des expressions mimiques spasmodiques toujours involontaires sinon inconscientes.

Mimique spasmodique.

On peut dire que, toutes choses égales d'ailleurs, les émotions sont exprimées d'une façon plus intense chez l'aliéné que chez l'homme sain, et en cela comme en d'autres points l'aliéné se rapproche du primitif et de l'enfant. Si, comme le fait observer Darwin, les enfants et les primitifs expriment leurs émotions avec une extrême énergie, c'est parce qu'ils réagissent *exclusivement et sans correction* à l'excitation actuelle. Il en est de même, au fond, si l'on compare le roturier à l'homme d'une classe plus élevée dont la contrainte sociale, plus complexe et plus étroite à la fois, représente une source d'inhibition, si bien que le geste tend à se rétrécir comme la parole tend à se réserver. Or cette contrainte sociale, cette influence modératrice de l'ambiance, tend à disparaître pour l'aliéné. Chez l'individu normal et maître de lui-même, les mimiques sont le plus souvent limitées par ce qu'on appelle « le sentiment des convenances »; elles peuvent être même totalement inhibées si le sujet a quelque intérêt à ne pas montrer ce qu'il ressent. L'aliéné au contraire, tout entier à ses idées délirantes, oublieux ou inconscient des exigences du milieu, se livre sans réserve à une mimique effrénée. Au reste, toutes les fois qu'un homme est animé par une grande passion, les phénomènes émotifs accaparent tout le domaine psychique aux dépens du travail logique de la réflexion. Les manifestations mimiques ne sont plus que des réactions automatiques extériorisant sans intermédiaire et d'une façon immédiate l'état violent de la sensiblité intérieure. Lorsqu'un homme est « fou de joie », quand il est « fou de colère », ne dit-on pas qu' « il ne se connaît plus »? Il ne se connaît plus : c'est-à-dire que l'émotion a tout pris, que l'intelligence ne mesure plus rien, que la volonté n'arrête plus aucun mode de débordement, que la conscience même est obnubilée, et que tout ce qui s'exprime sur le visage et dans les gestes de cet homme, traduit son âme sans retenue, sans entrave, sans intervention de ces innombrables interférences et de ces mille empêchements d'agir qui nous viennent d'une éducation sociale.

Mais si le défaut de contrôle ou d'auto-critique tend à élargir en quelque sorte les réactions extérieures chez tout homme dont le bilan psychique se trouve déséquilibré par la passion ou la folie, il est des cas où le trouble que nous étudions prend un véritable caractère de spécificité, à ce point que certaines manifestations mimiques deviennent la simple expression d'un réflexe du thalamus qu'aucune volonté corticale ne peut refréner. Tels sont ces accès involontaires et incoercibles de rire qui, sous l'influence de la moindre excitation psychique, s'emparent de certains malades et leur imposent des manifestations expressives qui ne répondent pas à une émotion réelle.

Le rire est un phénomène physiologique qui traduit une émotion agréable : il varie d'intensité depuis le sourire jusqu'au fou rire.

Le sourire ne se sépare pas seulement du rire par son expression mimique et en tant que modalité atténuée. Il s'en sépare par son mécanisme intime qui lui confère si l'on peut dire une plus haute dignité psychologique et l'éloigne davantage des manifestations purement physiologiques soumises aux lois fatales de l'automatisme. Le sourire n'est pas simplement un rire faible : c'est un rire qui se contient, un rire qui s'analyse et se dépense librement; c'est un rire intellectuel si l'on veut. Qu'on examine les causes du sourire et l'on trouvera toujours à sa source une activité mentale bien équilibrée. Le sourire est donc le propre de l'homme sain et il est particulièrement rare chez les aliénés dont la plupart ont perdu à divers degrés leurs pouvoirs d'analyse ou d'inhibition. Nous n'avons pas à nous étendre sur la psychologie de cette manifestation expressive dont G. Dumas[1] a d'ailleurs développé tous les éléments et nous n'en parlons que pour l'opposer au fou rire qui, lui, nous intéresse particulièrement.

Le fou rire mérite sa qualification au sens littéral des

1. G. Dumas. *Le sourire*. (Paris, F. Alcan).

mots. Il tient de la folie, non seulement en raison de l'intensité de ses manifestations, de sa durée inusitée, de sa tendance à se produire indéfiniment, mais en raison de la futilité de ses motifs. C'est l'explosion convulsive, bruyante et prolongée, d'une émotion sans cause apparente, souvent intempestive, ou même tout à fait contradictoire par rapport à la situation. Le fou rire est irrésistible ; il se prolonge sans trêve et ne cesse que quand arrive l'épuisement. Les situations les plus graves et les plus pathétiques sont incapables de l'arrêter. Il n'est pas seulement différent du rire par ses manifestations extérieures et en tant que modalité exagérée du phénomène habituel. Il s'en distingue par son mécanisme profond qui le place aux bas échelons de la hiérarchie psycho-physiologique par opposition au sourire. Le fou rire n'est pas simplement un rire fort : c'est un rire qui ne se contient pas, un rire qui ne s'analyse pas et se dépense malgré lui; c'est un rire automatique auquel l'activité mentale paraît étrangère, car l'intelligence ne participe guère à sa production et la volonté n'intervient pas dans sa réduction. Cela est si vrai qu'on souffre réellement d'un fou rire comme on souffre d'une crampe et que la véritable crise par laquelle se traduit ce phénomène est loin de comporter d'une manière invariable des éléments de plaisir.

Ce qui est certain c'est que le fou rire spasmodique a communément son origine dans un affaiblissement des facultés d'inhibition corticale. On en a la preuve dans les circonstances qui président à son éclosion chez les gens normaux. En effet, il se manifeste très souvent comme réaction de la fatigue[1]. Il se produit volontiers après la cessation d'un effort prolongé. C'est ainsi qu'il apparaît chez les écoliers après une longue contention, pour le motif le plus futile. Il apparaît de même dans les ateliers de femmes après de longues séances de travail (rire par relaxation de Sully).

En disant tout à l'heure que le *sourire* est le propre de l'*homme sain*, nous avons voulu, sous une forme un peu schématique, exprimer une vérité que nous croyons générale, tout en souffrant quelques restrictions. En disant maintenant que le *fou rire* est le propre de l'*aliéné*, nous exprimerons une autre vérité générale, et il est à peine besoin de dire que nous laissons encore au lecteur le soin d'en atténuer la brutalité.

Les malades atteints de *lésions organiques anciennes* (*foyers d'hémorrhagie ou de ramollissement*) ne présentent pas seulement des symptômes plus ou moins manifestes d'affaiblissement démentiel ainsi qu'un déficit moteur proportionné à l'étendue de leurs lésions ; ils présentent encore des troubles plus ou moins marqués de la *psycho-reflectivité*. « Il suffit souvent de s'approcher d'eux, dit Dupré, pour voir immédiatement leur face rougir et se contracter, puis un rire incoercible apparaître, dont les convulsions saccadées ne cessent que par intervalles. D'autres fois ce sont des sanglots qui viennent secouer la poitrine du malade en s'accompagnant d'une grimace expressive du visage.

1. Ch. Féré. *Les variations de l'excitabilité dans la fatigue* (Année psychologique 1901, p. 69).

Il n'est pas exceptionnel non plus de constater des mélanges physionomiques par transformation ou coïncidence, au milieu desquels on peut reconnaitre des expressions intermédiaires ou contradictoires entre le facies qui rit et le facies qui pleure [1]. »

Au reste, si le *rire* et le *pleurer spasmodiques* sont les manifestations les plus courantes du trouble dont nous parlons, elles ne sont pas les seules. « J'ai observé, sur un malade, dit le même auteur, un singulier trouble de la psychoréflectivité... Dès qu'on lui parlait il commençait à présenter les marques extérieures les plus manifestes de la peur (accélération du pouls et de la respiration, rougeur, tremblement). Or interrogé à cet égard, le malade déclarait n'éprouver aucune émotion; il s'étonnait de ces manifestations évidentes d'une frayeur qu'il ne ressentait pas... Ce malade présentait, dans le domaine de la psychoréflectivité de l'émotion de la peur, un trouble analogue à celui que présentent, dans le domaine de la psychoréflectivité de la gaieté ou de la tristesse, les malades atteints de rire et de pleurer spasmodiques [2]. »

La mimique spasmodique n'est pas l'apanage exclusif des lésions circonscrites du cerveau. Elle est loin d'être rare au cours des *lésions disséminées* ou *diffuses*. Elle a été étudiée dans la *syphilis cérébrale* et dans la *paralysie générale* dont elle représente même parfois le phénomène précurseur [3]. Elle est fréquente chez le

1. Dupré. *Traité de pathologie mentale* de Gilbert Ballet, p. 1100.

2. Dupré. *Loc. cit.*

3. Féré. *Le fou rire prodromique* (Revue Neurol., 15 avril 1903, p. 353, n° 7).

dément sénile qui nous apparaît comme un pleurni-
cheur et dont la sensiblerie est traditionnelle.

Quelle que soit la nature des lésions, le symptôme
de la mimique spasmodique n'est pas toujours en rapport avec le degré de déficience. Il est des cas au contraire, où l'opposition est frappante entre l'intégrité
relative des facultés mentales et la perturbation profonde des expressions. « Certains sujets, présentant le
syndrome qui nous intéresse, témoignent d'une activité
intellectuelle encore très évidente par leurs actes, par
leur conduite journalière, par la part qu'ils prennent
aux conversations, par leur conscience parfaite du milieu et du temps. Quelques-uns même, au cours d'un
accès de rire ou de pleurer, marquent leur gêne ou
leur impatience par des gestes de dénégation destinés
à faire comprendre que leur état d'âme n'est nullement
associé à leur expression. Ces malades en effet ne sont
pas toujours des déments, ils possèdent parfois toutes
leurs facultés bien qu'à première vue on puisse les en
croire privés, et ils souffrent cruellement de cette disposition au rire et au pleurer à l'excès dont ils sentent
profondément le ridicule [1]. »

D'ailleurs, il faut bien reconnaître qu'il n'est pas
toujours facile de faire la part des troubles mimiques
parmi les troubles de la motricité et de l'idéation, surtout si des troubles aphasiques ou dysarthriques viennent interposer un nouvel obstacle entre le médecin et
le malade. Ainsi que le fait observer Dupré, il faut un
examen prolongé doublé d'une analyse psychologique

1. Dupré. *Loc. cit.*

délicate pour débrouiller un complexus auquel participent à la fois et l'expression de l'affaiblissement intellectuel, et les modifications de la psychoréflectivité, et les altérations spasmodiques ou paralytiques portant sur la neuro-musculature de la face.

Si nous abandonnons le domaine des maladies organiques pour aborder celui des *psycho-névroses*, nous sommes encore amenés à reconnaître que toutes les conditions pathologiques s'accompagnant d'un affaiblissement général des fonctions nerveuses et d'une augmentation de l'excitabilité prédisposent aux expressions spasmodiques, particulièrement au fou rire et aux crises de larmes qui sont des symptômes fréquents au cours des neuropathies.

Chez les *hystériques* le rire ou le pleurer peut représenter un prodrome de l'attaque ou l'attaque tout entière.

On a signalé des *épileptiques* [1], chez lesquels l'attaque débutait également par un accès de rire automatique présentant tous les caractères du rire forcé ou incoercible et dont le malade ne conservait d'ailleurs aucun souvenir.

Il existe des cas plus extraordinaires dans lesquels le rire et le pleurer peuvent être, en l'absence de tout autre signe, l'unique symptôme d'une névrose ou

1. Trousseau. *Clinique médicale*, 4° édit., 1873, II, p. 109.

Kéllog. *A text book on mental diseases*, 1898, p. 251.

Féré. *Accès de rire chez un épileptique* (Soc. de Biologie 1898; C. R. p. 430).

Frigerio. *Riso spasmodico automatico accessionale in un epilettico* (Arch. de psic., sc. pen. ed. antrop. crim. 1899, XX, p. 305).

d'une disposition névropathique, ainsi que le fait observer Charcot. On connaît cette histoire d'une famille
de rieurs. Un jour à table, le père commence à rire
sans motifs; l'accès dure jusqu'au soir et se renouvelle
deux fois par jour, dans la suite. Deux ans plus tard,
le même phénomène apparaît chez la plus jeune de ses
filles, puis successivement chez d'autres enfants.

Les accès de rire sont fréquents au cours des *psychoses*. Ils se produisent souvent d'une manière spontanée
et de la façon la plus inattendue, contrairement aux rires
spasmodiques des psychopathies organiques qui récla-
ment généralement une excitation, quelque légère et
insignifiante soit-elle. C'est ainsi qu'un *dément précoce*
au facies immobile éclatera de rire tout à coup et sans
motif apparent ; puis sa physionomie reprendra, comme
par enchantement, son immobilité première.

Mme V... qui demeure dans une attitude figée sans jamais
parler, éclate d'un rire sonore par instant, pour reprendre
presque aussitôt la fixité du regard et la rigidité de la face
qui lui sont habituelles.

Les accès de rire peuvent être provoqués en quelque
sorte expérimentalement chez nombre de catatoniques.
Il suffit d'exiger de leur part des efforts d'attention qu'ils
sont d'ailleurs incapables de soutenir. Toutes les fois
que survient la fatigue, soit au cours de l'interrogatoire,
dès qu'on essaie d'appliquer leur esprit sur un point,
soit à la fin de l'examen, lorsqu'on a épuisé leur assi-
duité, les éclats de rire manquent rarement de se produire. Par contre les crises de larmes et de sanglots nous
ont paru d'une extrême rareté chez de pareils malades.

Après avoir passé en revue brièvement les manifestations les plus fréquentes de la mimique spasmodique et ses principaux terrains de développement, il nous reste à interpréter sa signification psychologique et son mécanisme.

En principe deux cas peuvent se présenter.

Il peut se faire que la mimique spasmodique ne réponde à aucune source d'émotion connue : le malade rit ou pleure sans qu'aucune cause intérieure ni extérieure puisse expliquer cette manifestation de la tristesse ou de la joie. Ici le phénomène est indépendant de toute disposition morale et l'automatisme des centres inférieurs de la coordination mimique suffit à légitimer son apparition. Toutefois une remarque s'impose. S'il est vrai qu'à l'état normal l'émotion consciente est source du geste, le geste adapté à l'émotion réagit à son tour sur cette émotion en créant ou exagérant son intensité. C'est là un fait bien connu, et sur lequel nous avons insisté déjà dans un paragraphe précédent. Il ne serait donc pas juste de conclure que la sphère affective préside impassible à l'extériorisation de sentiments qu'elle n'a certes pas provoqués, mais dont l'expression mimique, encore qu'arbitraire, doit avoir un retentissement plus ou moins marqué sur les centres supérieurs de la vie sensible. Rire sans joie implique secondairement un sentiment de joie ; pleurer sans souffrance entraîne par répercussion un certain degré de déplaisir.

Il est plus difficile, en apparence, d'expliquer certains cas au cours desquels la mimique spasmodique ne répond pas à une absence plus ou moins totale d'émotion, mais se trouve en contradiction formelle avec la nature même de cette. émotion. Les exemples n'en sont pas rares.

Magnan rapporte l'observation d'une malade qui fut prise d'un fou rire à l'enterrement de son grand-père, pendant que toute la famille en larmes se lamentait et alors qu'elle était elle-même profondément affligée de la mort de ce parent qu'elle aimait beaucoup et qui s'était toujours montré bon pour elle.

Battistelli [1] raconte l'histoire d'un enfant qui ayant été menacé, poursuivi et frappé rudement, fut pris d'un accès de rire. Pendant des mois l'accès se produisit plusieurs fois par jour, et l'enfant interrogé sur la cause de son rire disait invariablement qu'il croyait voir derrière lui un homme menaçant et prêt à le frapper. Pourquoi l'enfant riait-il aux éclats à l'occasion d'une hallucination qui devait le remplir de terreur? Sans doute il s'agit là d'un fait de contraste psychique, et le rire apparaît comme la réaction automatique et involontaire d'une émotion de nature terrifiante.

Ces faits curieux que l'on pourrait désigner sous le nom de « paramimie spasmodique » ont leur justification dans la contiguité sinon dans la communauté des centres mimiques du pleurer et du rire. D'ailleurs, toutes les fois que les rires ou les pleurs sont en opposition avec la nature d'une source émotionnelle, cette source émotionnelle n'en conserve pas moins sa valeur de stimulus à l'égard de la sphère affective, mais elle

____

1. Battistelli. *Un caso di contrasto emozonale* (Rivista quindicinale di psicologia psychatria, neuropathologia. An II. facs. 17-18. janv. 1899, p. 261.

agit en tant qu'excitant de la sensibilité morale, laquelle répond par une réaction de contraste. Le phénomène n'est pas si rare à l'état normal. Ne sait-on pas qu'on peut « rire aux larmes » ? N'est-t-il pas vrai qu'on peut « pleurer de joie » ? On voit aussi des crises douloureuses déclancher un accès de fou rire qui se mêle aux sanglots. A l'occasion d'un profond chagrin on a vu certains sujets pris au travers de leurs larmes d'un éclat de rire subit et incoercible : c'est là un type de contraste assez fréquent chez les gens nerveux et chez les femmes en particulier. Toutes les manifestations précédentes tendent à démontrer les contiguités réelles d'expressions qui nous paraissent opposées. Rien d'étonnant dès lors que ces contiguités réelles soient mises en évidence d'une façon brutale par l'automatisme.

Quant aux circonstances immédiates qui président à l'explosion de la mimique spasmodique, elles varient sans doute avec le terrain, mais elles peuvent se ramener toujours au principe suivant.

Chaque fois que les centres d'expression localisés dans les couches optiques, cessent d'être soumis à l'action modératrice des zones corticales, il y a tendance aux explosions émotionnelles sous l'influence des excitations les plus légères.

La suppression de cette action modératrice est réalisée au maximum dans les lésions susthalamiques ; aussi le rire et le pleurer spasmodiques sont-ils particulièrement fréquents dans les paralysies pseudo-bulbaires qui sortent d'ailleurs du domaine de la psychiatrie. Mais toutes les conditions capables d'affaiblir l'activité volontaire peuvent être considérées comme

des causes prédisposantes de la mimique spasmodique.
On ne sera donc pas étonné de voir ce trouble figurer
parmi les premières manifestations des maladies où
disparaissent le contrôle et l'auto-critique.

L'office dés neurones supérieurs, dit Soury[1], c'est
en quelque sorte de juger si le thalamus doit répondre,
et dans quelle mesure, à l'excitation. Ce pouvoir d'inhibition implique un fonctionnement et un développement parfait de toutes les voies associatives du cortex.
On comprend ainsi pourquoi l'émotivité facile appartient surtout à l'enfant, à la femme, aux vieillards et
aux involuants, en un mot, à tous ceux dont les voies
d'association n'ont pas encore eu le temps de se développer ou n'ont point atteint une complète évolution,
ou ont enfin commencé déjà à se désagréger et à s'atrophier. La délicatesse des mécanismes qui servent à
inhiber ou à régler les manifestations du plaisir et de
la douleur apparaît avec évidence dans l'émotivité si
caractéristique du stade initial des paralytiques généraux, alors que les altérations du cerveau ne consistent
encore que dans la disparition d'un très petit nombre
de fibres associatives. Plus profondes et diffuses seront
les atrophies et plus sera endommagé, on le conçoit,
le pouvoir d'inhibition exercé par l'écorce sur les mouvements de la mimique.

Cette conception, il est vrai, ne peut être appliquée
d'une façon rigoureuse aux affections dites fonctionnelles, et, en particulier, aux vésanies. Ce serait peut-
être alors le cas d'évoquer, sous toutes réserves, bien

1. Soury. *Syst. nerveux central*, 1899.

entendu, l'intéressante formule de « l'affaiblissement cortical avec hyperexcitabilité sous-corticale » ; mais dans un chapitre antérieur, nous avons déjà dit qu'il fallait voir une simple hypothèse dans cette ingénieuse interprétation de Meynert.

Nous n'insisterons pas plus longuement sur la question des mimiques spasmodiques qui intéresse d'ailleurs le neurologiste autant que le psychiatre, et nous nous contenterons de recommander au lecteur les recherches d'Oppenheim et de Siemerling, les travaux de Bechterew[1], de Brissaud[2], les observations de Burzio[3], de Mangazzini[4], de Rummo[5], de Gianelli[6], de Giovanni

1. Bechterw. *Rire et pleurer incoercible dans les affections cérébrales* (Arch. f. psych. und Nerv. Bd. XXVI. H. 3, p. 791), — *Du rire inextinguible ou forcé dans l'hémiplégie* (Soc. de Neur. et psych. de Kazan, séance 24 avril 1893). — *Du rire incoercible dans un cas de lésion cérébrale organique sans paralysie faciale* (Conférence de la clinique neuro-psychiatrique de Pétersbourg, séance du 26 octobre 1900. Vratch 1901. p. 25). — *Crises de rire spasmodique accompagnées de spasmes toniques et de sensations de chatouillement localisées au bras gauche* (Deutsch medic. Woch., 17 avril 1902).

2. Brissaud. *Rire et pleurer spasmodique* (section de neurologie du XIII° Congrès international de médecine, Paris 3-9 août 1900). — *Le rire et le pleurer spasmodique* (Revue scientifique, 13 janvier 1894, p. 38).

3. Burzio. *Hémiplégie douloureuse et accès de rire spasmodique par ramollissement du noyau lenticulaire intéressant la capsule interne* (Ann. dit freniat. e scienze affini, vol. X, fasc. 2, p. 140, juin 1900).

4. Mangazzini. *Symptomatologie des lésions du noyau lenticulaire* (Riv. sper. di'fren. e med. leg. d. al. ment., XXVII, fasc.. 2. p. 484, 1901).

5. Rummo. *Sur les crises incoercibles de pleurer et de rire, chez les hémiplégiques* (Acad. méd. chir. de l'Univ. de Palerme, séance 3 avril 1898).

6. Gianelli. *Contribution à l'étude du rire spasmodique* (Il polyclinico sez pratica, fasc. 19, 1907).

Boéri[1], de Dupré et Devaux[2], les thèses de Comte[3], de Raulin[4], de Toulzac[5] et de Cosella[6], qui fournissent sur ce même sujet de nombreux documents.

3° TROUBLES PAR DÉFAUT DE DYNAMOGÉNISME

Par opposition aux cas où l'organe de la psycho-réflectivité constitué par le thalamus fonctionne avec une énergie excessive et intempestive par suite d'une absence de contrôle de la part des centres.psychiques, il nous faut étudier maintenant les circonstances pathologiques dans lesquelles c'est au contraire l'organe thalamique qui n'exerce pas son autorité coordinatrice sur les centres inférieurs d'exécution, de telle sorte que l'appareil neuro-musculaire qu'il tient sous sa dépendance est frappé d'invalidité ou entaché de maladresse. De pareils troubles se manifestent en général par une désharmonie ou une dissociation des mouvements de la mimique.

Mimique dissociée.

Sous l'influence des variations affectives, les muscles du visage se contractent pour constituer un tout har-

1. Giovani Boéri. *Recherches cliniques sur le rire, le pleurer et le bâillement chez les hémiplégiques* (Reforme medica An., XVI, vol. IV, décembre 1900, n°ˢ 60, 61, 62).

2. Dupré et Devaux. *Rire et pleurer spasmodiques par ramol, lissement nucléo-capsulaire antérieur* (Société de Neurologie, séance du 4 juillet 1901).

3. Comte. *Des paralysies pseudo-bulbaires* (thèse Paris 1900).

4. Raulin. *Le rire et les exhilarants* (thèse Paris, 1899).

5. Toulzac. *Rire et pleurer spasmodiques* (thèse Paris, 1901).

6. Cosella. *Du rire et du pleurer spasmodiques* (thèse Paris, 1902).

monieux qui est l'expression mimique d'une émotion ou d'un sentiment. Il se produit donc à l'état normal ce qu'on appellerait en musique un accord parfait. Mais on peut imaginer que parmi les muscles en mouvement, il y en ait un dont la contraction s'effectue d'une manière excessive ou insuffisante, ou bien encore qu'un ou plusieurs muscles, destinés à représenter un état d'âme tout différent du premier, viennent à ajouter leur note au concert. L'accord sera faux : il en résultera une expression mimique discordante.

Ainsi, la mimique se trouve dissociée toutes les fois que les différents muscles qui doivent entrer en jeu normalement dans l'expression des états affectifs, réagissent d'une façon incoordonnée et sans harmonie.

Mais avant d'entrer plus avant dans les dissociations de l'expression, il nous paraît utile d'éliminer de cette rubrique un certain nombre de faits qui lui sont étrangers.

Tout d'abord, il faut établir une distinction entre l'étude de la configuration de la face, c'est-à-dire des signes permanents de la physiognomonie, et l'étude de la physionomie à l'état actif, c'est-à-dire des modifications temporaires qui se produisent du côté de la face sous l'influence de telle ou telle émotion. Cette dernière seule intéresse la mimique.

Les *dégénérés* sont souvent caractérisés dans leur aspect extérieur par des anomalies congénitales qui servent même de base à leur individualité clinique. Nous ne décrirons pas ici ces anomalies particulièrement bien étudiées dans les travaux de Tébaldi[1] et de Séglas[2]. Ce sont des asymétries, des malformations craniennes et faciales, des déformations de l'oreille et du nez, du maxillaire et des dents, des modifications des différentes parties de l'œil, du strabisme ou du nystagmus, des altérations du système pileux, etc. La physionomie se trouve ainsi déviée suivant les types d'ailleurs fort nombreux qu'on a tenté de catégoriser. Parfois, la tête est développée à outrance, les saillies en sont accentuées, les traits sónt grossiers et l'ensemble revêt un aspect simiesque. Il n'est pas rare non plus de rencontrer des caractères anthropologiques rappelant les individus d'une race disparue. D'autres fois encore, un arrêt de développement se traduit par la microcéphalie; le visage demeure enfantin et en quelque sorte asexué, ou bien il reste bouffi, ridé, revêtant l'aspect de la sénilité. Tout cela n'a rien de commun avec l'expression.

D'autre part la mimique peut être modifiée chez les aliénés par des circonstances qui, tout en étant indépendantes de l'état mental, relèvent du même processus morbide que les troubles psychiques. Ce sont tantôt des altérations *motrices* (tics, mouvements choréiformes ou athétosiques, tremblements), tantôt des altérations *trophiques* (atrophies musculaires, hémiatrophie de la face). De même certaines maladies nerveuses, au cours desquelles apparaissent fréquemment

1. Tébaldi. *Fisionomia ed expressione studiate neliç loro diviäzioni*, Padova (1884).

2. Séglas. *De l'examen morphologique des aliénés et des idiots.* Nouvelle iconographie de la Salpêtrière, 1891.

des troubles mentaux, entraînent dans l'expression de la physionomie et dans l'habitus général du malade des modifications profondes qui ne dépendent pas à proprement parler de la fonction mimique. Elles peuvent imprimer aux traits des déviations permanentes d'origine *spasmodique* ou *paralytique,* et il en résulte autant de masques pathognomoniques bien connus des neurologistes. Là encore il ne s'agit pas, à proprement parler, de troubles de la mimique.

Si l'on veut avoir une idée grossière de ce qu'on appelle une « dissociation mimique », il suffira d'examiner la physionomie d'un clown. Les commissures sont abaissées ou relevées, les plis de contraction musculaire sont atténués, exagérés ou dénaturés, et ces falsifications produisent sur un même visage l'illusion de sentiments contradictoires qui s'entrechoquent dans une véritable cacophonie de l'expression. Ce déséquilibre physionomique obtenu artificiellement au moyen des peintures et des fards n'est que l'exagération à outrance du phénomène que nous voulons étudier.

Dans la réalité, les *dissociations mimiques* ne sont pas toujours aisées à reconnaître au premier coup d'œil. Quand le sujet veut bien s'y prêter, on peut user d'un petit artifice qui consiste à appliquer verticalement puis horizontalement au-devant du visage un écran qui le divise par moitiés. On examine alternativement la partie supérieure et la partie inférieure, la partie droite et la partie gauche, dans un travail de comparaison. Mais il faut avouer qu'un tel procédé encore que pratique quand il s'agitne d'u photographie, ne rend en présence d'une figure mobile que des services assez limités.

Néanmoins la *dissociation* de la mimique a frappé depuis longtemps les psychiatres par sa fréquence et son importance, et d'aucuns même font du symptôme qui nous intéresse un signe universel et quasi spécifique de folie. « Le masque de l'aliénation mentale, dit Féré[1], a pour caractère l'incohérence de l'expression, qui ne correspond jamais à l'expression franche d'une émotion normale, parce que toujours quelques muscles se relâchent ou se contractent lorsqu'ils devraient se contracter ou se relâcher en suivant les associations normales. » D'après Laurent[2], « le type de l'aliéné en général se reconnaît à ce que l'expression de l'œil, le centre d'action oculaire, et le centre d'action buccale sont en désharmonie ». Le même auteur dit ailleurs : « Il n'est aucun cas d'aliénation mentale où l'on ne puisse démontrer la dyssimétrie que nous venons d'indiquer. » Faut-il encore rappeler le schéma de Lavater ? Nous avons dit déjà que le grand physiognomoniste proposait de prendre trois portraits différents et de diviser la face de chacun d'eux en trois parties, répondant, la première au front, la deuxième au nez, la troisième à la portion inférieure depuis le nez jusqu'au menton, puis de remplacer dans le premier portrait la portion moyenne par la portion correspondante du deuxième, la portion inférieure par la correspondante du troisième : on obtiendrait immanquablement la phy-

---

1. Féré. *Pathologie, des émotions*, Paris, F. Alcan. 92.

2. Laurent. *De la physionomie chez les aliénés*. Anal. médico-psychol., 4ᵉ série, t. I, p. 201.

sionomie d'un homme insensé. Nous n'en doutons pas, mais nous estimons que, le cas échéant, les propositions de principe sont exagérées. La dissociation de la mimique n'est pas applicable à tous les cadres nosographiques de la psychiatrie et nous n'avons certes jamais songé à étayer sur ce seul symptôme un diagnostic de folie. Néanmoins il faut reconnaître avec Ledos[1] que « la physionomie a ses accords et ses harmonies aussi bien que la musique », et il convient d'ajouter que ces accords sont soûvent faussés et que ces harmonies sont souvent détruites chez nombre d'*agénésiques* et chez la plupart des *déments*.

Pour interpréter le mécanisme pathogénique de tels phénomènes, nous croyons qu'il faut nous garder de toute théorie exclusive, car la dissociation apparente des jeux de la physionomie peut reconnaitre deux origines.

a) Il est des cas où la désharmonie de l'expression n'est pas imputable à l'appareil qui exécute, mais au sentiment qui commande. On peut dire que d'une façon générale la dissociation mimique se produit toutes les fois que les sentiments sont mal affirmés ou toutes les fois que des sentiments complexes ou contradictoires se trouvent en présence. Ces circonstances sont loin d'être rares à l'état normal, mais Duchenne de Boulogne distingue avec raison ce qu'il appelle les « contractions combinées expressives discordantes » de ce qu'il désigne sous le nom de « contractions combinées

1. Ledos. *Traité de la physionomie humaine*, 1894.

inexpressives ». Tandis que les secondes répondent
bien aux véritables dissociations que nous étudierons
tout à l'heure, les premières résultent légitimement de
la fusion plus ou moins parfaite de deux sentiments
contraires, semblant s'exclure l'un l'autre.

La joie et la douleur en conflit donnent le *sourire
mélancolique*. Certaines modalités du rire ne sont-
elles pas aussi le témoignage d'un véritable « paradoxe
mimique », parce qu'elles traduisent une émotion mitigée, une émotion dont la nature hilarante est en
quelque sorte impure et troublée ? Le *rire sarcastique*
qui porte une pointe d'agression, le *rire obséquieux*
qui ne va guère sans une nuance d'embarras, le *rire
jaune* coloré de dépit, en sont autant de témoignages.
Dans le rire jaune, par exemple, il existe une contraction peu franche du grand zygomatique et du risorius
de Santorini, d'où faible déviation en haut et en dehors
de la commissure des lèvres. Il s'y joint une légère
contraction du petit zygomatique, qui est un muscle
du pleurer selon Duchenne. Souvent aussi l'expression
se propage jusqu'au front où elle se traduit par une
contraction du frontal et du sourcilier qui donne au
visage une nuance plus ou moins marquée d'inquiétude.

Voici donc des sentiments, de prime abord différents,
qui peuvent cependant se fusionner, à la condition
d'être modérés. Ils apportent bien avec eux quelques
dissonances, mais en matière d'expression mimique,
tout comme en musique, les dissonances ne sont pas
fautes contre l'harmonie. Aussi la dissociation mimique
existe-t-elle dans les œuvres d'art. Les masques japo-
nais la traduisent au suprême degré. Les sculpteurs

paraissent avoir recherché surtout l'asymétrie mimique oculaire : tantôt les yeux ne sont pas dans le même axe, tantôt un œil est à demi-fermé ou bien il est plus petit, plus bas, ou plus excentrique que l'autre. Ces irrégularités voulues sont essentiellement grossières et destinées à donner une impression d'étrangeté, à produire, comme l'on dit, une *grimace,* laquelle grimace est à l'expression mimique ce que la caricature est au portrait. Mais sans aller jusqu'à cette cacophonie expressive, on retrouve la dissociation mimique dans les échelons supérieurs de l'art. La Joconde du Vinci en est le témoignage frappant. Dupuis[1] s'exprime en ces termes : « Enigmatique en sa complexité, l'expression de la Joconde a donné lieu à d'innombrables commentaires. Beaucoup prétendent que le tableau est inachevé et que c'est là le secret de ce mystérieux sourire que le peintre aurait laissé ébauché, sans avoir pu fixer la mimique caractéristique de cette belle tête perpétuellement mobile et changeante. Léonard de Vinci n'aurait-il pas plutôt cherché à donner au portrait de Lisa Gioconda cette expression moqueuse, fine et délicate, qui intrigue tous les observateurs, et qui intrigue surtout par ce fait qu'elle est unilatérale ? D'après le professeur Pierret, c'est avec intention que le maître italien a dessiné ce léger retroussis du coin gauche de la bouche. La Joconde est une moqueuse, elle tient à le faire voir à celui qu'elle regarde et qui est situé à sa gauche, et c'est avec intention qu'elle donne à la moitié gauche de son visage l'expression de la moquerie.

1. Dupuis. *Essai sur les mimiques voulues.* Thèse de Lyon, 1902.

C'est donc une expression voulue que Léonard de Vinci a cherché et réussi à peindre. »

En effet, on peut affirmer que la mimique présente un certain degré de dissociation chez tout sujet qui fait effort pour se composer une expression différente de celle que comporte son état psychique. Qu'on examine un enfant lorsqu'il vient de faire une sottise. Pour dissimuler son inquiétude il veut imposer à son visage un calme factice, une indifférence d'emprunt qu'il compose avec un soin tellement évident que le moins prévenu ne s'y trompe guère. Ces traits immobilisés en bloc tout autour de ce regard fuyant et inquiet, c'est un aveu formel, c'est une démonstration flagrante de la faute. Il y a du trop avec du trop peu dans cet ensemble révélateur. Si de l'enfant à peine initié dans l'art de mentir avec le visage, on passe à l'adulte plus expert en hypocrisie sociale, il est moins facile de dépister la désharmonie dans le concert expressif des visages. Mais voyez pourtant le rire jaune d'un mécontent qui pose à l'homme satisfait ! Voyez la mine cafarde et servile d'un laquet dont l'empressement n'a rien que de très intéressé ! Et puis, dans le sourire de complaisance, dans le sourire affecté des gens de bonne éducation et dans le sourire obséquieux du commerçant qui sait son métier, n'y a-t-il pas à faire toute une étude de dissociation mimique ? C'est que, dans tous ces cas, des facteurs spéciaux viennent apporter le trouble dans le jeu normal de la mimique naturelle en soustrayant cette mimique au domaine de la spontanéité inconsciente pour la transformer en une activité consciente et voulue. Quoi qu'il en soit dès que l'expression *équivoque* d'une physionomie traduit une émotion qui est en réalité contradictoire ou mal définie, on doit reconnaître que cette expression est le témoignage fidèle d'un état psychique. Son incertitude et sa complexité reflètent avec une parfaite authenticité la complexité ou l'incertitude de ses origines et il n'y a pas pour tout cela dissociation ou désharmonie au point de vue mimique.

Toutefois si les expressions équivoques et en quelque sorte paradoxales font partie du registre mimique de l'homme sain d'esprit, il faut reconnaître qu'elles doivent retrouver une plus large place dans certains cadres pathologiques.

L'unité de mimique doit s'opposer à l'incertitude d'expression, comme l'unité affective s'oppose à l'indifférence. Toutes les fois, dit Larroumet[1], que nous sommes en proie à un sentiment violent, qu'il soit triste ou gai, nous n'éprouvons que ce sentiment là, à l'exclusion de tout autre. Par cela même qu'il est fort, il supprime tout ce qui n'est pas lui-même, il nous absorbe, il nous rend aveugle et sourd à tout ce qui contrarierait son action et diminuerait son intensité. L'expression mimique d'un tel état d'âme ne peut être équivoque. Mais par opposition, on conçoit fort bien que dans les états de démence où prédomine l'indifférence affective, toutes les sollicitations intérieures et extérieures étant à peu près sur le même plan quant à leur résultante émotive, la mimique puisse être l'objet d'interférences continuelles et se présenter sous un aspect

1. Larroumet. In chronique théâtrale. *Le Temps*, 26 août 1901.

toujours contradictoire, hétérogène et désharmonique. On sait quel caractère d'incertitude et d'hésitation présente la mimique des *déments précoces* en particulier.

b) La véritable dissociation de la mimique, celle qui répond aux « contractions combinées inexpressives » de Duchenne, reconnaît un mécanisme bien différent. Ce n'est plus l'émotion elle-même qui est incertaine ou complexe, ce sont les muscles qui servent cette émotion avec maladresse et la traduisent de manière incorrecte.

Une expression physionomique n'est pas représentée par la contraction d'un seul muscle, mais bien par le jeu complexe de plusieurs groupes musculaires dont les uns se contractent tandis que les autres se relâchent. Certains éléments fournissent les traits primordiaux et donnent par leur contraction la ligne principale d'expression. D'autres remplissent lorsqu'ils se contractent un rôle de renforcement; ceux-là sont traducteurs de l'intensité et ils sont d'autant plus nombreux dans leur intervention que le sentiment à traduire est plus vif. D'autres enfin, qui entourent tous les précédents, se relâchent, se détendent, et accomplissent ainsi un travail secondaire destiné à donner du relief; ils font ressortir les traits expressifs par leur effacement. Or l'harmonie de cet ensemble peut être altérée de trois façons : par *excès*, par *défaut* ou par *substitution*.

Dans la *dissociation par excès*, c'est un muscle étranger qui entre en jeu quand il ne le faudrait pas. Les muscles essentiels ont l'énergie nécessaire pour accomplir leur mission, les antagonistes ont conservé leur tonicité, mais c'est un intrus qui vient apporter une note inattendue dans le concert. Imaginons une expression qui commence, celle du sourire par exemple. Le grand zygomatique complète ou plutôt corrige l'action du risorius de Santorini, et leurs efforts réunis attirent doucement la commissure des lèvres en haut et en dehors. Mais supposons qu'un spasme unilatéral du petit zygomatique survienne brusquement : cette contraction intempestive mettra le désordre dans l'expression primitive qui se trouvera momentanément faussée.

Dans la *dissociation par défaut*, c'est un muscle associé à une expression qui n'entre pas en jeu quand il le faudrait, c'est un muscle du groupe utile qui semble oublier son rôle. Or, toutes les fois que plusieurs forces sont appliquées en un point, la valeur de la résultante est fonction de l'intensité relative de ces forces. Si l'une d'elles vient à disparaître, la résultante change de direction. De même, si au milieu d'un mouvement l'un des muscles utiles ne reçoit plus l'énergie qui lui est nécessaire, la disparition de son action devra rompre du même coup l'harmonie de l'ensemble : le membre s'éloignera du but qu'il devait atteindre ou bien la face ne rendra que par une grimace l'expression qu'elle devait fournir.

Il convient d'ajouter que le manque d'énergie, au lieu d'atteindre les muscles primitifs d'un mouvement, peut intéresser ses antagonistes. La conséquence n'en est pas moins évidente au point de vue de la désharmonie. Les muscles, disait Duchenne, « sont des espèces de ressorts qui, dans l'intervalle des contractions, se font plus ou moins équilibre. C'est ainsi qu'à la face, les tissus et principalement la peau, sont entraînés dans le sens du plus fort. » Or, cette tonicité musculaire qui, à l'état de repos, conserve à la face l'harmonie de ses traits, nous retrouvons son application quand les muscles sont à l'état de mouvement, car on peut dire avec Jackson que « le mouvement le plus simple n'est pas la somme arithmétique des actions de tous les muscles qui se contractent dans ce sens, mais la somme algébrique de la coopération de ces muscles et des contractions de leurs antagonistes [1] ». Le rôle des muscles antagonistes est donc important, car il sert de frein, et maintient par là même l'équilibre de l'ensemble. Le muscle antagoniste vient-il à défaillir, le mouvement du muscle directeur s'exagère, et il en résulte une désharmonie.

Dans la *dissociation par substitution* on voit s'unir de façons variables les deux processus du défaut et de l'excès, pour aboutir à une véritable ataxie de la mimique. C'est comme un mélange de spasmes partiels et d'insuffisances locales dont le résultat est un défaut d'homogénéité dans les différentes expressions du visage.

M. Soury [2] admet qu'un tel défaut d'homogénéité peut être considéré comme un stigmate important de *dégénérescence*, même en dehors de l'aliénation, et il étudie après Sikorsky trois types de *mimique dégénérative*.

1. Jackson (H.). *Remarks on evolution and dissolution of the nervous system* (The Journal of mental science, avril 1887).
2. Soury. *Système nerveux central.*

Le premier type de mimique dégénérative répond à l'énorme prédominance des muscles du facial supérieur sur ceux de l'inférieur. Dans les états affectifs, les plis frontaux s'exagèrent, mais les autres muscles conservent une immobilité plus ou moins complète. Dans le rire, par exemple, le pli naso-labial se dessine mais d'une façon tout à fait fruste et rudimentaire. L'auteur ajoute même que les contractions des muscles frontaux affectent assez souvent le caractère de convulsions spasmodiques ; elles sont si régulières dans leurs manifestations qu'elles rappellent plutôt des grimaces choréiques que des mouvements mimiques véritables. Les rides du front sont remarquablement accentuées même à l'état de repos : elles se forment déjà dans le jeune âge, du fait de la contraction constante et intense du plan musculaire sous-jacent. Il semble qu'il y ait là quelque chose de paradoxal, car des états psychiques supérieurs, tels que l'attention ou la réflexion, entraînent communément une prédominance de mimique frontale. Toutefois en examinant les portraits de Gladstone, de Beethoven, de Locke, de Franklin et de beaucoup d'autres, on observe une contraction plus ou moins marquée de l'orbiculaire et du sourcilier, contraction qu'accusent deux plis verticaux dans la région de la glabelle. Or, chez les sujets atteints de mimique dégénérative, la contraction de l'orbitaire et du sourcilier serait en défaut, et il en résulterait que non seulement on ne voit pas chez eux les plis de la glabelle signalés plus haut, mais que les sourcils très élevés forment deux arcs à convexité supéro-externe conformément à la direction des fibres musculaires du frontal. Il existe donc d'après cela une différence essentielle entre la mimique frontale des hommes supérieurs et celle des dégénérés.

Le deuxième type de mimique dégénérative s'adresse à l'orbiculaire des lèvres. La bouche est le centre de toute la mimique faciale inférieure chez les gens normaux. Chez les dégénérés au contraire on observerait fréquemment l'inertie, l'écartement et la bouffissure des lèvres, ainsi que des spasmes involontaires de la même région.

Le troisième type de mimique dégénérative a pour principal caractère la contraction prédominante de l'élévateur commun du nez et de la lèvre avec inactivité manifeste du zygomatique major. Cette mimique communique à la physionomie une expression naturelle de maussaderie ou de morosité, et elle donne au sourire un aspect tout particulier. C'est que le sourire provoqué normalement par l'action du zygomatique major, s'effectue, le cas échéant, à l'aide des muscles qui mettent en mouvement le pli naso-labial dans sa portion supérieure, de sorte qu'à l'expression du plaisir se joint celle du pleurer. Un exemple de Soury témoigne de cette activité paradoxale d'une façon très nette. Il s'agit d'une femme dont le sourire tout à fait étrange s'accompagnait même de contractions du pyramidal. Le spectateur doutait constamment si cette femme voulait rire ou pleurer. Mais comme elle ne riait jamais autrement il fallait bien admettre qu'on était en présence d'un cas de mimique dégénérative, et qu'à cette personne manquait totalement le sourire naturel, qui, chez l'homme normal, résulte de l'action du zygomatique major, sans participation des autres muscles périlabiaux. Schüle a d'ailleurs décrit cette mimique indifférenciée : « Dans l'expression de la joie, nous dit-il, le visage des malades prend l'expression d'un visage en pleurs. » C'est encore cette même expression mimique qu'il désigne, chez les idiots, sous le nom de « joie douloureuse ». Cette « joie douloureuse », n'a rien de commun avec celle qu'on observe, à l'état normal, dans ce qu'on pourrait appeler les états mixtes de l'esprit humain où les sentiments de tristesse et de bonheur sont en quelque sorte en conflit. Au reste, Duchenne qui a bien étudié cette mimique a montré que dans les états normaux où la joie vient à se teinter d'une nuance de mélancolie, le sourcilier et le zygomatique major sont en jeu, mais le zygomatique mineur et l'élévateur commun de la lèvre et du nez demeurent sans action.

Des trois formes de *mimique dégénérative*, la *première* est la plus commune. Soury fait observer que la prédominance frontale est particulière au singe ; elle est très accentuée aussi chez les nouveau-nés. Les grosses lèvres charnues et sans expression qu'on signale dans un *deuxième* type sont également caractéristiques des races inférieures. Enfin on a pu relever dans les mêmes races inférieures la fusion en une masse unique de tous les muscles de la face qui des orbites descendent à la lèvre supérieure. Cette circonstance a évidemment pour effet de s'opposer aux mouvements indépendants et isolés de la mimique faciale. Elle nous rapproche de la mimique « indifférenciée » qui constitue le *troisième* type de mimique dégénérative.

Dans les trois types il s'agit donc bien d'états réversifs, signes évidents de dégénérescence.

Au reste, ainsi que le fait observer Soury, la mimique dégénérative est accompagnée si souvent de signes physiques et psychiques, qu'il est impossible de la considérer comme l'effet d'une coïncidence ou d'un accident.

Pour notre part, nous acceptons en principe l'existence d'une « mimique dégénérative », mais nous estimons qu'il est un peu arbitraire de systématiser des types capables de se combiner de mille façons. En admettant que les trois formes admises par Soury et par Sikorsky soient les plus fréquentes, elles ne sont certainement pas les seules qu'on puisse observer et elles ne résument pas en elles-mêmes tous les cas de la clinique. Nous avons pu nous en convaincre en examinant successivement les jeux physionomiques d'une trentaine d'enfants soumis à nos soins et recrutés dans les différents échelons de la hiérarchie des dégénérés, depuis la simple débilité jusqu'à l'idiotie. En comprenant d'ailleurs d'une façon légitime certains types de mimique parmi les stigmates des dégénérés, il ne faudrait pas conférer à de pareils symptômes une valeur plus exclusive et plus absolue que celle qu'il convient d'appliquer à tous les genres de stigmates qu'on a décrits dans le domaine fort étendu mais très élastique de la dégénérescence.

Laissons de côté la *dissociation primitive et congénitale* des agénésiques, pour envisager maintenant la *dissociation secondairement acquise* des déments.

Sikorsky [1] s'est attaché à décrire et à interpréter certaines attitudes du visage chez les déments apathiques, et il s'est efforcé de synthétiser ses études en désignant une série d'*indices* qu'il considère comme des signes non équivoques de démence.

Le *premier indice de la démence apathique* est représenté par *l'affaiblissement du muscle orbitaire inférieur*. Cet indice est si constant et si visible qu'il peut être considéré comme le meilleur dans les cas douteux. Il donne toujours à la physionomie ou plutôt au regard du malade une expression de lassitude. L'auteur rappelle que dans le tableau bien connu de Kaulbach « Narrenhaus », où les physionomies d'aliénés sont rendues avec un remarquable talent d'observation, on trouve cet air de fatigue dans l'expression d'un personnage couronné, d'une mère en démence et d'un chef d'armée.

Le *second indice* réside dans *l'affaiblissement du muscle élévateur de la paupière supérieure*. La parésie de ce muscle se reconnaît à ce que le limbe de la paupière se rapproche de la pupille et en recouvre la partie supérieure. La combinaison de cette parésie à celle de l'orbiculaire donne l'expression la plus parfaite du « regard éteint ».

Le *troisième indice* se traduit par *l'affaiblissement global des muscles du facial inférieur*. Dans la plupart des cas, tous ces éléments s'affaiblissent simultanément. Toutefois les troubles se manifestent de préférence dans ceux qui se dirigent vers la lèvre supérieure, c'est-à-dire

1. Sikorsky. *Les indices physionomiques de la démence apathique.* (Iconogr. Salp., 1893, n° 6, p. 177).

le grand zigomatique, le petit zygomatique, le muscle élévateur de la lèvre supérieure et la partie supérieure de l'orbiculaire. L'affaiblissement de ces muscles est bien caractéristique et donne au visage une forme particulière : la figure « s'allonge », suivant l'expression classique. D'ailleurs, si en partant d'un point déterminé on mesure la distance qui sépare ce point de la commissure des lèvres, on pourra constater un affaissement progressif de l'ouverture de la bouche, ce qui tend à démonter que l'expression n'est pas mal fondée.

Le *quatrième indice* répond à *l'ophtalmoplégie interne* qui donne lieu aux troubles ciliaires et iriens, connus depuis longtemps chez les paralytiques géné-raux mais observés aussi chez d'autres déments.

Enfin le *cinquième indice* est dans cette transforma-tion spéciale que les cliniciens cherchent à qualifier, en disant que *le visage a pris la forme d'un masque et produit une impression de rudesse et de bestialité.* Cette altération caractéristique est connue depuis long-temps et elle est considérée par les aliénistes comme un signe de chronicité. Deux phénomènes lui servent de base : l'affaiblissement des muscles de la face d'une part, et les modifications qui se produisent d'autre part dans la circulation et la nutrition des tissus. C'est à la faveur de ces deux éléments que naît cet état de « bouffissure inexpressive » qui est également le propre des crétins et de certains ivrognes. Sikorsky les analyse avec soin. En ce qui concerne *l'affaiblissement des musles de la face*, on doit faire observer que les muscles peauciers ne se terminent point sous la peau, comme les muscles du squelette, mais dans la peau même, si bien que cette dernière se présente comme une surface étendue à laquelle les éléments musculaires sont fixés par des milliers de points d'attache. C'est ainsi que, lorsque le grand zygomatique ou le risorius se contracte, il se forme un pli des plus nets sur la ligne de ses insertions, en même temps que se ramasse et se relève toute la peau de la joue. Mais cette peau elle-même que pénètrent une multitude de fils invisibles, rend avec une fidélité remarquable le travail du muscle caché sous elle, à ce point qu'elle peut devenir à son tour le siège de plis supplémentaires plus ou moins nombreux. Or, dans l'affaiblissement des muscles faciaux, cette fidélité de transmission disparaît bien vite ; les téguments rendent bien encore, il est vrai, les plis principaux, ceux qui marquent les points extrêmes du muscle, mais les points intermédiaires demeurent immobiles. La peau qui couvre un muscle affaibli fait l'effet d'une membrane inerte, privée de tout substratum vital. Si l'on examine le rire d'un dément, on verra que la contraction des zygomatiques produit un sillon labial bien visible ainsi qu'un agrandissement de l'ouverture buccale, mais ne transmet guère de mobilité à la peau des joues. Chez l'homme bien portant, au contraire; le rire produit immédiatement le mouvement général de la peau, depuis le coin de la bouche jusqu'à l'angle extérieur de l'œil. A l'état de repos, la diminution de la tonicité musculaire a sa répercussion immédiate sur les fibres cutanées dont nous venons de parler, et c'est pour cela que la physionomie perd son air de finesse et de noblesse pour devenir replète et sans expression. En ce qui concerne les *modifications trophiques et va-*

so-motrices, on peut affirmer que tout affaiblissement musculaire produit un ralentissement dans la circulation du sang et de la lymphe. D'ailleurs il va sans dire. qu'à cette influence secondaire viennent se joindre des influences primitives sur lesquelles nous ne pouvons pas nous étendre mais qui réagissent probablement d'une façon directe sur la nutrition des tissus.

Nous ne croyons pas devoir critiquer les résultats de Sikorsky, car nous avons trouvé leur confirmation chez la plupart des déments que nous avons eu l'occasion d'observer nous-mêmes. On pourrait tout au plus reprocher à l'auteur un esprit de schématisation excessif. Mais ce qu'il convient d'exprimer c'est que l'affaiblissement musculaire que nous venons d'étudier ne correspond nullement à de véritables paralysies. Le caractère même de cet affaiblissement n'est pas celui d'une parésie vraie : il est fait d'inconstance et de variabilité. Au reste, les muscles ne sont affaiblis que dans leur fonction d'expression mimique : ils conservent toute leur action quand ils obéissent à la volonté. Enfin l'observation a prouvé l'absence de toute réaction de dégénérescence, le cas échéant, et il faut admettre que les altérations fonctionnelles qui sont à l'origine de telles manifestations n'intéressent pas le neurone inférieur.

L'impotence d'un groupe musculaire ne va pas sans une exagération fonctionnelle des antagonistes. L'auteur russe a tenu compte de cet élément, et, en regard des insuffisances par atonie que nous venons d'étudier, il a signalé ce qu'on pourrait appeler justement des *hypertonies musculaires de compensation.*

Si l'on analyse la corrélation qui existe entre le système musculaire supérieur et le système musculaire inférieur de la face, on arrive à cette conclusion que l'affaissement de la paupière entraîne presque toujours une forte contraction du muscle frontal dont le rôle peut compenser jusqu'à un certain point l'affaiblissement fonctionnel des élévateurs palpébraux. C'est ainsi que l'on explique d'ailleurs, depuis Hutchinson, la contraction considérable des muscles frontaux dans les ophtalmoplégies entraînant de la ptose. Werhagen insiste également sur une expression particulière qui rappelle celle d'un homme à peine éveillé ou mieux encore celle d'un homme qui, sur le point de s'endormir, cherche à lutter vainement contre l'envahissement du sommeil. Là encore le plissement du front joint au rétrécissement des fentes palpébrales, indique l'hypertonie du frontal venant en compensation de la ptose palpébrale.

Mais le contraste entre le sytème musculaire facial et le système musculaire frontal peut s'observer dans la démence alors qu'il n'y a aucun abaissement de la paupière. On peut vérifier l'action prépondérante de plusieurs muscles frontaux (le frontal, le sourcilier, l'orbiculaire supérieur et le pyramidal du nez), dans les cas ou il y a affaiblissement manifeste du système musculaire inférieur de la face. Parmi les photographies annexées aux recherches de Sikorsky, on peut même voir une figure où, par suite de l'affaiblissement du système facial inférieur, tous les muscles frontaux prédominent, mais où, d'autre part, l'affaiblissement palpébral d'un côté a provoqué pour son propre compte

une contraction compensatrice du muscle frontal beaucoup plus marquée de ce même côté. On voit par là
quelle complexité peuvent atteindre les phénomènes de
compensation sur lesquels nous venons de nous étendre.

Sikorsky a envisagé surtout la *dissociation mimique*
dans ses manifestations *statiques*. Il n'est pas moins
intéressant de l'étudier dans ses fonctions *dynamiques*
chez la plupart des déments et chez le paralytique général en particulier. La dissociation des mouvements de
la face traduit ici le désarroi de l'activité musculaire au
même titre que la trémulation des lèvres ou le tremblement de la langue. De nombreux auteurs se sont
attachés à en marquer la fréquence.

John Turner[1] admet que la désharmonie de la
mimique existe dans presque toutes les classes d'aliénés, mais il reconnaît que c'est dans les cas de démence
rapide, et dans la paralysie générale en particulier,
qu'on rencontre les plus beaux exemples de ces dissociations de l'expression : « Graduellement, nous dit-il,
mais à coup sûr, les muscles de la face perdent leur
faculté d'exprimer les émotions suivant leur manière
habituelle. »

Taty et Belous[2], rappelant l'opinion de Pierret, font
observer que le spasme émotif normal a pour principal
caractère d'être généralisé à toute la face et de s'accorder avec l'état mental du sujet, tandis que les spasmes

---

1: Joh Turner. *Dissolution of expression* (J. of mental science,
avril, 92 et 93).

2. Taty et Belous. *Des difficultés que présente le diagnostic de
la paralysie générale* (Communication à la Société de médecine
de Saint-Étienne, avril 1890).

émotifs des paralytiques généraux sont localisés ; ils ne prennent pas l'ensemble de la physionomie, ils se passent quelquefois dans une partie seulement du visage, les yeux ou la bouche, voire même d'un seul côté ; et de cette dissociation résulte souvent une expression niaise toute particulière.

M. Jourdin[1] montre également au cours de sa thèse comment l'ataxie des muscles du visage peut donner lieu chez les paralytiques généraux à des dissociations multiples de l'expression, et il affirme que la physionomie de ces malades se distingue essentiellement par le jeu incomplet ou exagéré d'un petit nombre de muscles épars ou groupés. Il présente à l'appui de son dire la photographie d'une malade dont l'expression générale est celle du sourire bon et satisfait, et qui cependant présente à gauche une contraction anormale du muscle pyramidal. Il en résulte pour ce côté de la physionomie un faux air d'agression en discordance complète avec l'autre côté. Une autre photographie représente un visage dont le côté gauche de la face exprime l'étonnement stupide, tandis que le côté droit exprime une douleur intense grâce à une contraction exagérée du frontal et du petit zygomatique correspondant. Il est permis de rappeler dans le même sens cette malade de Brissaud[2] chez laquelle le jeu des zygomatiques est tellement combiné que l'on ne sait si elle rit ou si elle pleure.

1. Jourdin. *Essais sur les troubles de la mimique chez les paralytiques généraux* (Thèse Lyon, 1895).

2. Brissaud. *Rire et pleurer spasmodiques* (Revue scientifique, 1894).

L'examen d'une trentaine de paralytiques généraux nous a permis de recueillir des faits analogues :

M. P... présente dès qu'on attire son attention, des contractions du frontal et du sourcilier du côté droit. Parfois même, les spasmes envahissent l'orbiculaire des paupières et l'élévateur commun de l'aile du nez et de la lèvre supérieure du même côté. Lorsqu'il rit, la bouche.est plus largement ouverte à droite qu'à gauche, et la lèvre supérieure ainsi que l'aile du nez du côté droit sont surélevés par une contraction exagérée de leur élévateur.

M. M... au contraire témoigne d'une absence à peu près complète de mimique frontale. Dans le rire, toute la partie supérieure du visage reste inerte et l'orbiculaire ne se contracte pas. Le malade ne rit jamais avec ses yeux. Par contre la lèvre inférieure est fortement abaissée et donne un air niais à la physionomie.

M. C..., lorsqu'on l'interroge, présente une contraction très marquée du frontal gauche, de sorte que les sillons peauciers sont surélevés de ce côté. Une contraction anormale du sourcilier rapproche en même temps le sourcil correspondant de la ligne médiane, ce qui donne lieu à la formation de deux ou trois rides obliquement dirigées vers l'espace inter-sourcilier. Les coins de la bouche sont fortement abaissés, et la lèvre inférieure est attirée par la contraction des muscles triangulaires et de la houppe du menton. Enfin, une contraction assez marquée de l'élévateur propre de la lèvre supérieure ajoute encore à cet ensemble une expression de souffrance et de tristesse.

On pourrait décrire de la sorte une variété infinie de physionomies discordantes suivant que le trouble moteur porte sur tel ou tel muscle dont il anéantit ou exagère la réaction expressive. Sur ces physionomies on verrait se peindre à la fois, mais en quelque sorte par fragments, la joie avec la douleur, la crainte avec l'étonnement, la bienveillance avec le dédain, c'est-à-dire autant de sentiments s'excluant l'un l'autre, et dont la somme constitue un mélange bizarre.

Ainsi que le fait observer Jourdin, l'ataxie mimique peut être poussée fort loin : « Les muscles en désaccord complet semblent jouer au hasard sans action déterminée. Il en résulte un mélange de sentiments divers, si nombreux, si opposés et si complexes que la physionomie ne représente plus rien de réel ni de vraisemblable. Là, plus d'accord, plus de synergie, plus de symétrie. En un mot, le visage présente ce que l'on a qualifié si heureusement du mot de cacophonie expressive. » Une photographie que nous trouvons dans le livre du même auteur en est un exemple. Il s'agit d'une femme dont la partie supérieure du visage, avec son front presque uni et ses yeux presque clos, peut simuler le rire aussi bien que le pleurer, tandis que la partie inférieure, avec sa bouche largement ouverte et sa lèvre inférieure attirée en bas, demeure sans expression définie. Dans l'ensemble on ne saurait dire quel est le sentiment qu'éprouve un tel être.

Il n'est pas moins intéressant de rappeler, comme type de cacophonie expressive, une observation de Turner [1] concernant une paralytique générale dont l'auteur analyse les mouvements de colère :

« ... Quelquefois les deux sourciliers sont fortement contractés, mais le plus souvent ce sont les muscles de la partie inférieure de la face qui ont la plus large part dans la production des contorsions grotesques de ses traits... La bouche

1. Turner. *Loc. cit.*

est largement ouverte et la lèvre supérieure est élevée, découvrant les dents et les gencives, et exagérant la profondeur des sillons naso-labiaux qui se rejoignent au menton. Ou bien, si elle est modérément ouverte, ses angles sont très relevés et écartés, de telle sorte que si l'on couvre la partie supérieure de la face, la partie inférieure a un aspect riant... Parfois la partie gauche de sa lèvre supérieure se relève d'une manière hargneuse et le sillon naso-labial gauche est profondément marqué, tandis que celui du côté droit est à peine visible... Si l'on attire son attention, elle présente immédiatement de l'asymétrie frontale. Des sillons apparaissent au niveau de son sourcil gauche qui s'élève au-dessus du droit. Les deux occipito-frontaux et les orbiculaires des paupières présentent des contractions spasmodiques... L'accès passé, les spasmes cessent dans la moitié gauche du frontal et dans l'orbiculaire des paupières du même côté, mais ils continuent dans la moitié droite du frontal, dans l'élévateur propre de la lèvre supérieure gauche, et probablement dans les zygomatiques gauches. »

Turner a d'ailleurs proposé relativement à cette ataxie de la mimique, une théorie qu'on peut résumer de la façon suivante. L'énergie emmagasinée sous forme de phénomènes sensitifs resterait la même chez l'aliéné que chez l'homme sain, et cette énergie serait répartie dans les divers territoires moteurs avec autant d'intensité que si ces derniers étaient totalement indemnes. Mais, par suite de la destruction d'une partie des territoires en question, la force emmagasinée se distribue en réalité sur une surface qui se trouve amoindrie. Il en résulte que les éléments restant de cette surface seront plus chargés d'énergie qu'à l'état normal. Aussi leur décharge sera-t-elle plus intense et il en résultera des contractions excessives. A côté de ces muscles jouant trop, il est évident que ceux qui correspondent aux centres lésés se contractent trop peu. Par suite, les mouvements auxquels les muscles sont associés ne peuvent s'effectuer d'une manière intégrale. Cet ensemble, d'ailleurs complexe, pourrait rendre compte théoriquement de ce que nous avons appelé la *dissociation par substitution*.

Nous avons passé en revue les différentes questions qui peuvent se rattacher à la *mimique dissociée*. Il en est une cependant que nous avons rejetée à dessein, parce qu'elle mérite d'être étudiée à titre d'annexe : c'est celle du *latéralisme*.

LATÉRALISME. — Hallervorden de Königsberg[1], en utilisant une technique spéciale, a pu constater l'infériorité générale des visages gauches chez les droitiers et des visages droits chez les gauchers, de sorte qu'on peut conclure à l'existence chez les gens normaux d'une cérébralité gauche pour l'expression mimique comme pour le langage et pour les usages de la main. « Les visages droits, nous dit-il, sont d'une pensée plus lucide et d'une volonté plus active ; les visages gauches sont simplement perceptifs, quand ils ne sont pas d'une expression douteuse, voire même d'une expression nulle. »

Tout en faisant la part d'une certaine exagération, il faut reconnaître l'exactitude générale de la proposition précédente. Il est certain que si l'on observe successivement les deux moitiés du visage chez un même sujet

---

1. Hallervorden. *Eine neue Methode experimenteller Physiognomik* (Psych. Neur. Woch., octobre 1902, n° 28).

on constatera qu'elles n'ont pas la même expression. Sans doute ce que nous indiquons n'est pas comparable aux asymétries grossières d'origine myopathique, spasmodique ou paralytique ; mais il est bien certain que les traits reflètent une activité psychique différente dans les deux facies. Si l'on compare les deux moitiés latérales de la face, on constate que l'expression est plus nette sur l'une que sur l'autre. Dans le sourire par exemple, la fente palpébrale est plus rétrécie d'un côté, les sillons orbitaire inférieur et jugo-nasal sont mieux marqués, la commissure de la lèvre est un peu plus élevée et plus tirée en dehors. Il existe ainsi une différence d'expression sensible surtout au niveau des yeux et de la bouche, ces deux grands centres mimiques du visage. Toutefois, cette différence par activité inégale des deux cerveaux droit et gauche ne détruit pas l'harmonie de l'ensemble : un accord parfait, répété sur deux octaves différents, ou répété avec une différence plus ou moins notable d'intensité, restera un accord parfait.

Mais ces phénomènes qui sont en quelque sorte normaux lorsqu'ils ne dépassent pas une certaine mesure peuvent atteindre chez les malades un degré tout à fait remarquable. C'est cette asymétrie patente et franchement morbide qu'il convient d'étudier.

Tout d'abord il est nécessaire de ne pas confondre les faits légitimes de *latéralisme* avec des manifestations d'une toute autre essence.

Lannois et Pautet[1] après avoir montré l'importance

1. Lannois et Pautet. *Troubles unilatéraux de la mimique*

que les aliénistes et les neurologistes attachent aux troubles unilatéraux de la mimique faciale, indiquent la fréquence d'une pathogénie d'ailleurs très souvent négligée : les altérations du nerf facial dans l'oreille moyenne. Des paralysies et des contractures légères peuvent être le résultat de lésions plus ou moins latentes de la septième paire, à son passage dans le canal de Fallope. La fréquence des troubles précités par lésions d'origine otique, enlèverait ainsi une grande partie de leur valeur aux troubles unilatéraux de la mimique en tant que signes de dégénérescence ou de folie.

A cet égard, il n'est pas moins nécessaire de rappeler que chez l'hémiplégique cérébral l'altération mimique apparente peut être fondée sur l'inégalité bilatérale du tonus facial, lequel se trouve soit en excès soit en défaut d'un côté, suivant qu'il y a contracture ou paralysie.

Ces réserves faites, il est certain que l'étude comparative des deux moitiés du visage fournit d'intéressants résultats chez les psychopathes de tous genres. Cette étude a été faite par le professeur Pierret dans ses leçons cliniques et par son élève Paret [1].

Entre les symptômes de latéralisme à peine indiqués chez les sujets sains et les troubles hémiplégiques consécutifs à des lésions graves, il y a place pour l'*asymétrie mimique* des dégénérés et des psychopathes. Ici

faciale (XI° Congrès des aliénistes et neur. de France et des pays de langue française).

1. Paret. *Essai sur le latéralisme chez les aliénés* (Thèse Lyon, 1892).

les différences ne sautent pas aux yeux comme dans les paralysies unilatérales ou les hémicontractures de la face. Néanmoins, avec un peu d'attention, on peut voir qu'une moitié du visage seulement répond à la situation présente ou à l'idée exprimée ; l'autre moitié demeure impassible. C'est dans l'œil et la bouche qu'on perçoit les différences les plus nettement accentuées. Les yeux sont sur un même plan, mais l'orbite semble abaissée d'un côté parce que les paupières se trouvent affaissées. La bouche est souvent déviée ; les plis naso-labiaux, n'ont aucune symétrie : l'un est plus oblique et moins long, l'autre est vertical et descend plus bas.

Généralement l'asymétrie s'accentue quand une émotion stimule le visage. Nombre de sujets dont la bouche n'a rien d'anormal à l'état de repos ont pris l'habitude de ne sourire qu'avec une moitié de leur face. D'autres fois au contraire l'asymétrie semble disparaître avec le mouvement, l'activité naît pour un instant au sein des muscles inexpressifs, et l'on ne retrouve plus la diffé-rence d'expression qui existait à l'état de repos.

La thèse de Paret signale de nombreux exemples où l'*asymétrie expressive* concorde avec d'autres signes de *latéralisme* portant sur la motilité proprement dite et la sensibilité générale, voire même sur la vaso-mo-tricité et la nutrition :

« Marie M... est atteinte de dégénérescence mentale avec délire polymorphe. L'œil droit est moins ouvert que le gauche ; la paupière inférieure n'est pas régulièrement sinueuse comme à gauche, elle est horizontale et semble flasque ; la paupière supérieure est plus abaissée sur le globe oculaire que celle du côté opposé. Il en résulte que l'œil droit est vague et sans expression, tandis que le gauche est assez vif. On ne note pas de différences dans le reste de la face si ce n'est que le sillon naso-labial droit est un peu moins marqué que le gauche. Il existe en même temps un affaiblissement notable de la force musculaire dans les membres du côté gauche ; la sensibilité du même côté est moindre à l'esthésiomètre ; l'acuité visuelle est un peu moins forte à gauche qu'à droite ; l'acuité auditive est plus développée à gauche. »

« Claudine D... est atteinte de dépression mélancolique. L'œil droit est bien ouvert ; le gauche est à demi fermé par la chute de la paupière supérieure. Les lignes du front sont abaissées du côté gauche. La joue gauche a des plis et des dépressions qui n'existent pas à droite ; la commissure labiale gauche est plus élevée que l'autre ; le sillon naso-labial gauche est plus marqué que le droit qui est à peu près effacé dans l'état de repos du visage. Il y a diminution de la force musculaire dans les membres du côté gauche. La sensibilité à l'esthésiomètre est diminuée à droite. Le sens musculaire est affaibli à gauche. L'acuité auditive, olfactive et gustative est diminuée à droite. »

L'observation suivante concernant un de nos malades atteint de délire polymorphe montrera suffisamment la complexité des phénomènes qui peuvent se rattacher au *latéralisme* :

Georges S..., ancien militaire âgé de trente-huit ans, présente des idées incohérentes de grandeur et de persécution. Ses antécédents qui témoignent d'une hérédité chargée, le désignent comme un dégénéré, et son propre passé riche en obsessions, impulsions et phobies, confirme cette étiquette... Il présente au premier coup d'œil une asymétrie faciale manifeste. Mais à côté de cette asymétrie d'origine osseuse, il

existe chez lui une asymétric expressive qui provient de ce
que les muscles des deux côtés ne se contractent pas également. Quand il se fâche ou qu'il discute avec une certaine
passion, les lignes transversales du front se marquent du
côté droit alors qu'elles sont invisibles à gauche. L'œil droit
demeure grand ouvert, tandis que la faiblesse des fibres de
l'orbiculaire et du releveur de la paupière supérieure, donne
à ce même organe du côté gauche une expression vague et
en quelque sorte incertaine. Le pli naso-labial est à peine
marqué de ce côté, tandis qu'un tiraillement énergique relève
la commissure droite de la bouche. L'examen dynamomé-
trique prouve que la force musculaire du bras gauche est
notablement supérieure à celle du bras droit. La sensibilité
au toucher, à la chaleur et à la douleur est plus manifeste
dans tout le côté gauche du corps. Il semble que ces dernières remarques soient en contradiction avec celles qui
précèdent. En réalité, cette contradiction apparente prouve
simplement que les phénomènes de latéralisme sont distri-
bués de façons différentes pour la motilité volontaire d'une
part et l'expression mimique d'autre part. Le côté du corps
le moins fort et le moins sensible d'ailleurs s'oppose au côté
le moins mobile et le moins expressif de la face.

On pourrait multiplier les cas du même genre en
examinant au point de vue spécial du *latéralisme* les
malades d'un asile appartenant aux divers cadres nosographiques de l'aliénation. Mais nous ne croyons pas
être bien loin de la vérité en affirmant que l'observation journalière de la rue ne serait guère moins féconde
en résultats positifs.

Il est vrai que les *dégénérés* dépassent largement
l'enceinte des établissements fermés, ce qui explique
sans doute la phrase de Maudsley[1] : « Quand les yeux

1. Maudsley. *Pathologie de l'esprit.*

remuent indépendamment l'un de l'autre, comme cela se voit chez quelques personnes, je n'affirme pas que ce sont là les marques d'un fou ; mais cette bizarrerie ne s'associe-t-elle pas fréquemment à une duplicité de caractère ? » Sans doute. C'est que la duplicité de caractère est un commencement ou une façon de la folie.

CHAPITRE IV

APPLICATION AU DIAGNOSTIC DE LA SIMULATION
ET DE LA DISSIMULATION DE LA FOLIE

La mimique a une importance de premier ordre dans le diagnostic de la *simulation* et de la *dissimulation*.

Il n'y a pas lieu d'en être surpris puisque nous savons que les manifestations involontaires de la pensée peuvent se faire jour au dehors par la mimique, alors que la parole ou l'écriture sont soumises la plupart du temps à l'entière volonté du sujet.

C'est parce que la mimique succède directement aux impressions morales sans travail de l'intelligence, c'est parce qu'elle manifeste nos états d'âmes d'une manière inconsciente, à notre insu, et en quelque sorte en dehors de nous, qu'elle peut dévoiler malgré tous les efforts de l'individu son état d'esprit véritable, contre tout essai de simulation ou de dissimulation.

Au point de vue spécial qui nous occupe, la mimique doit être étudiée dans deux conditions différentes. Il est nécessaire d'examiner le sujet à la dérobée, alors qu'il se croit seul et non observé, et il est non moins nécessaire de l'examiner ouvertement en déterminant chez lui une activité provoquée et en mettant en application le « parle afin que je te voie » de Socrate.

L'examen de la mimique chez le simulateur ou le dissimulateur sera toujours incomplet si l'on se contente d'observer le sujet par le judas de sa cellule ou de lui poser des questions pour le regarder répondre. Il faut que ces deux modes d'examen soient utilisés successivement et c'est en juxtaposant et en comparant les résultats obtenus qu'on pourra se faire une opinion complète et définitive.

SIMULATION

La *simulation* passe rarement inaperçue lorsqu'on s'attache à l'examen minutieux de l'expression.

A cet égard, il y a lieu d'envisager les actes mimiques : 1° *en eux-mêmes.*; 2° *dans leurs rapports de sucession.*

A) Les modifications que subissent les actes mimiques considérés en *eux-mêmes*, se ramènent à deux : *exagération* et *désharmonie.*

a) L'*exagération* de la mimique dans l'expression des émotions feintes est due à ce que le sujet craignant de ne pas réussir à convaincre tend à pousser cette expression à l'extrême et jusqu'à l'invraisemblance. Par ce côté la mimique voulue de la simulation participe aux caractères de la mimique théâtrale, laquelle est toujours « forcée » et d'autant plus forcée que l'acteur s'identifie d'une façon moins parfaite à son rôle, et qu'il éprouve d'une façon moins réelle les émotions qu'il exprime. La volonté, pour ne rien perdre de ses moyens d'action, utilise ici tous les muscles agissant dans une direction donnée alors que quelques-uns de ces muscles demeurent silencieux dans la mimique naturelle.

Prenons un exemple. Un sujet veut s'efforcer de rire alors que son état d'âme ne comporte en rien la gaîté. L'action de sa volonté aura pour effet de tirer ses commissures labiales en arrière, mais elle mettra en jeu indistinctement tous les muscles dont la contraction peut mener à ce but et en particulier le petit zygomatique dont l'intervention caractérise le « rire jaune ». C'est encore de ce même caractère d'exagération que se recommande le sourire forcé que certains sujets peignent volontairement sur leur physionomie en présence d'une plaisanterie qu'ils ont mal comprise ou qu'ils n'ont pas entendue.

b) La *désharmonie* est un caractère non moins important. La simulation implique en effet une mimique consciente et voulue, laquelle ne peut être réalisée qu'au moyen d'une élaboration actuelle. Or cette élaboration elle-même entraîne des modifications cenesthésiques dont l'expression ne passe pas toujours inaperçue. Il y aura dès lors comme une *mimique naturelle* superposée à la *mimique artificielle*, et cette mimique naturelle donnera à l'ensemble des manifestations quelque chose d'*insolite* en mettant en jeu d'une manière spontanée et à l'insu du sujet les différents muscles qui participent à l'expression de l'effort, de la crainte, de l'attention, de la fatigue, etc...

Dans la mimique normale, on peut dire que l'expression d'une émotion simple est exceptionnelle. Presque toujours nous traduisons par nos jeux de physionomie des états complexes, nous extériorisons des émotions mixtes, et nous mettons au total sous les yeux d'autrui la résultante de forces diverses qui tendent à se modifier mutuellement. Ceci est encore plus vrai chez le simulateur, car au moment où il cherche à traduire une émotion par la contraction voulue de certains muscles l'attention même qu'il porte à sa comédie et la crainte permanente de ne la jouer qu'à demi, sont là comme causes de perturbation, pour modifier le résultat final.

Comme le fait observer Dupuis[1], les *mimiques voulues*, qui ont leur application au théâtre, ne laissent pas que de conserver dans ces conditions même une allure factice pour un observateur un peu attentif, justement parce que les dissociations sont inévitables. Encore supposons-nous l'acteur à son aise. Mais qu'on le tienne maintenant pour préoccupé, qu'on se l'imagine jouant un rôle de bouffon avec la mort dans l'âme, ou mettant en scène « le père noble » avec un fou rire à contenir ; qu'on se le représente simplement ému par l'espoir d'un rappel ou la peur d'un sifflet, et l'on verra quel détraquement de la physionomie et quel tumulte du geste ! Alors que dire d'un prévenu n'ayant aucune expérience du métier, et dont la représentation va se terminer par une condamnation ou une ordonnance de non-lieu, toutes choses plus graves et plus émouvantes qu'un silence désapprobateur ou une salve d'applaudissements ?

La dissociation mimique qui caractérise la simulation est souvent une dissociation par *asymétrie*, l'un

1. Dupuis. *Essai sur les mimiques voulues* (Thèse. Lyon, 1897).

des côtés de la face obéissant plus facilement que l'autre à la volonté. On peut constater d'ailleurs un fait analogue sur le visage des acteurs qui se livrent à une mimique violente et exagérée. Dupuis fait justement remarquer que lorsqu'on observe un de ces derniers débitant une bonne histoire ou une chansonnette « on peut voir sur un des côtés de la face une expression franchement riante et farceuse qui est due à l'action de la volonté ; de l'autre, la même expression existe, mais moins prononcée et souvent dénaturée et incomplète ; et dans cette moitié récalcitrante on verra un regard scrutateur trahissant la véritable pensée de l'artiste qui cherche à se rendre comte de l'effet produit par ses facéties sur le public ».

La dissociation mimique des simulateurs peut être aussi une dissociation par *asynergie*, l'action de la volonté ne se faisant pas sentir sur tous les muscles qui doivent entrer en jeu dans l'expression voulue. En pareil cas, on voit généralement un des deux centres mimiques, la bouche, obéir strictement à la volonté, tandis que la mimique naturelle se réfugie visiblement dans les yeux. On rencontre assez couramment des dissociations de ce genre dans la vie journalière, toutes les fois qu'un sujet a quelque intérêt à donner le change sur la nature réelle de ses sentiments. Voici par exemple un homme dont l'amour-propre a été blessé par une plaisanterie qu'on vient de décocher à son adresse. La colère s'est emparée de lui, mais il ne veut pas avoir l'air de se fâcher et il s'efforce de rire comme son entourage. S'il donnait la note franche, sa mimique tout entière refléterait le courroux, mais voici que la volonté intervient pour donner au masque une expression factice de gaîté. Malheureusement le résultat n'est que partiel : la bouche compose un sourire, mais les yeux marquent assez nettement le dépit.

L'expression de *l'œil* est donc à surveiller d'une façon toute spéciale, car les muscles qu'elle utilise sont particulièrement peu dociles à la volonté. Dans les émotions simulées, les bras et les jambes s'agitent, les traits de la physionomie se détendent ou se contractent, mais l'œil est souvent rebelle à cette hypocrisie de la mimique. Alors le contraste devient frappant entre l'immobilité atone du regard et l'animation tumultueuse de tout ce qui l'entoure.

B) Les caractères que prennent les actes mimiques dans leurs *rapports de succession* se traduisent par le *désordre* et par la fréquence des *intermittences*.

Il n'est pas nécessaire d'observer longuement le simulateur pour constater dans son expression mimique un manque d'unité qui donne quelque chose de « faux », d'illogique si l'on veut, à la succession de ses actes mimiques.

D'autre part, l'individu qui veut exprimer un état d'esprit qu'il n'a pas en réalité se fatigue vite à cette gymnastique, ce qui détermine des intermittences. On peut voir alors des phases d'amimie plus ou moins complète résulter de cet état de fatigue et marquer des poses plus ou moins prolongées au milieu du thème général de l'hypermimie.

Au cours de ces poses on pourra surprendre des manifestations mimiques diamétralement opposées et en quelque sorte *contradictoires*, dont il est facile d'élucider la genèse. Ainsi que nous le disions tout à l'heure, l'homme qui simule est un homme qui se dédouble. Il est acteur de ses actes, mais il cherche à en être du même coup le spectateur, pour juger de l'effet produit sur son entourage. Il remplit deux rôles à la fois ; il est un double personnage. D'une part il fait effort pour se donner les allures d'un aliéné ; d'autre part il cherche à surveiller l'impression produite sur l'observateur et il épie le moment favorable pour se reposer de ses efforts. Il sera donc facile de dépister chez lui, par intervalles, ce qu'on pourrait appeler la mimique de l'*attention dissimulée*. Le sujet regarde sans en avoir l'air : il observe, mais il cherche à dissimuler son observation. Alors, la tête étant inclinée en avant, les paupières supérieures sont élevées, et les rayons visuels sont dirigés en haut et en avant : c'est le « regard en dessous ». Ou bien, le regard est dirigé latéralement sur ce qu'il veut observer, et la paupière supérieure, afin de dissimuler sa direction, est légèrement abaissée : c'est le « regard furtif ». D'autres fois encore, on constate par instants cette expression bien connue qui se produit normalement dans les cas où la compréhension est difficile et qui consiste dans l'élévation d'un sourcil et l'abaissement de l'autre. L'élévation du premier marque l'attention et l'abaissement du second témoigne de la réflexion.

Tous ces phénomènes s'accentuent dès que le simulateur commence à être ébranlé et à perdre confiance en lui-même, et l'on peut affirmer que la partie est gagnée quand cette accentuation devient rapidement manifeste. Que se passe-t-il, en effet, chez le trompeur qui commence à s'apercevoir que son manège est inutile et que le médecin n'est pas dupe de sa comédie? Il exagère davantage et il exagère d'une façon plus désordonnée en raison même de la difficulté plus grande qu'il s'impose. D'autre part, il devient nettement deux hommes, l'un qui se raccroche au crampon de sauvetage illusoire d'une simulation prolongée, et l'autre qui perd courage et abandonne le terrain. C'est alors que les alternatives faites d'intermittences et de contradictions deviennent réellement frappantes. Le sujet se livre et se reprend dans cette période transitoire qui précède la capitulation, et sa mimique donne vraiment l'impression d'un comédien qui demande grâce.

Si le diagnostic de la *simulation* nous est souvent révélé par l'examen de la mimique, il est des cas par contre où la mimique peut être cause d'une erreur, en faisant croire à une simulation qui n'existe pas. En voici un exemple :

Mlle V... est conduite à l'Infirmerie spéciale du Dépôt après inculpation de vol. Maintenue en prévention depuis quelques jours, elle n'a cessé de s'agiter en criant : « les canailles! les canailles! » L'examen de cette malade nous la montre une première fois sous un jour si suspect que nous ne mettons guère en doute la simulation et que nous négligeons dès l'abord une étude somatique qui aurait pu, comme on le verra tout à l'heure, hâter le diagnostic.

Pendant qu'elle est examinée, Mlle V... continue à vociférer et à s'agiter. Mais son regard est fuyant, ses invectives ne s'accompagnent pas des modifications physionomiques qu'implique la mimique du courroux. Par instants, elle s'interrompt et paraît chercher sur le visage de son interloculeur l'impression produite par ses paroles et ses gestes. On trouve en elle les contradictions, les interruptions, les exagérations que nous signalions tout à l'heure, et lorsqu'après une admonestation l'invitant à cesser toute feinte sous peine d'aggraver sa situation judiciaire cette malade est reconduite dans sa cellule, on la voit suspendre ses allures bizarres.

Par mesure de prudence, le diagnostic définitif avait été réservé et la malade renvoyée au lendemain avec l'annotation : « Allure insolite : à surveiller ».

Le lendemain, le rapport du personnel de service portait cette constatation : « A cessé toute excentricité depuis la visite ». Il semblait que ce fût là un élément capable de confirmer définitivement le diagnostic.

Nous examinons de nouveau la malade. Elle ne nous reconnaît pas, demande en pleurant depuis combien de temps elle est avec nous et quel motif l'a conduite en ces lieux. Nous apprenons alors qu'elle est sujette à des crises dont la nature hystérique ne laisse aucun doute. Nous lui découvrons une anesthésie totale et un rétrécissement considérable du champ visuel à gauche.

On conçoit quelle méprise pouvait entraîner l'examen de la mimique si le contrôle d'autres éléments n'eût pas apporté son appoint dans un pareil cas.

Il est une catégorie de malades chez lesquels la mimique est particulièrement susceptible d'induire en erreur et d'en imposer pour une simulation qui n'existe pas. Nous voulons parler des *déments précoces*.

La symptomatologie des déments précoces comporte trois caractères capables de les rendre suspects même pour un œil exercé. C'est en premier lieu leur tendance *stéréotypique*. En présence d'un sujet qui, sans manifester de délire très actif, garde indéfiniment une attitude absurde ou répète d'une manière monotone un geste dénué de signification, il est vraisemblable qu'on puisse songer à la simulation : entre les attitudes ou les actes stéréotypés du catatonique par exemple, et les mouvements conventionnels ou les positions volontairement maintenues du simulateur, la différence ne s'imposera pas toujours d'emblée. La *paramimie* n'est pas faite davantage pour nous garder d'une erreur. La discordance entre l'expression mimique et l'état émotionnel véritable, la discordance des différentes expressions mimiques comparées entre elles, sont encore le propre du simulateur. Or, n'est-ce pas là précisément, l'un des caractères mis en relief sous le nom de « paramimie hébéphrénique » et qu'on retrouve dans les différentes formes de la démence précoce. Enfin le *maniérisme,* plus encore que les deux autres symptômes, prête à l'équivoque. Sérieux[1] dit avec raison : « Leur physionomie, leur attitude, leurs gestes, leur façon de boire et de manger, leur marche, sont bizarres, maniérés, artificiels. Il semble que ces déments s'écartent de la normale *volontairement et comme à plaisir...* » Le même auteur dit encore plus loin : « Un caractère sur lequel nous devons insister en raison de son importance spéciale au point de vue médico-légal, c'est le degré parfois peu accentué des troubles délirants proprement dits, coïncidant avec des attitudes excentriques qui semblent volontairement maintenues : *on pourrait alors penser à la simulation...* » Chez de tels malades, le caractère des manifestations mimiques est donc bien fait pour tromper le

---

1. Sérieux. *La démence précoce* (Revue de psychiatrie, 1902).

clinicien, et il est certain que si l'on n'est pas accoutumé à leurs extravagances, on aura souvent l'impression d'avoir affaire à des simulateurs, et, qui mieux est, à des simulateurs *maladroits*.

C'est surtout dans l'armée que des erreurs peuvent être commises, d'abord parce que l'âge des sujets observés est en rapport avec l'affection qui nous occupe, et ensuite parce que l'esprit des médecins militaires est naturellement en éveil pour dépister les tromperies quotidiennes d'individus qui paraissent intéressés à la simulation de la folie.

En fait, il est certain qu'on a souvent traité en *simulateurs* des *déments précoces au début*.

DISSIMULATION

Parmi les malades délirants, il en est qui sont expansifs, parlent d'une façon nette et gesticulent avec abondance, comme des gens certains de tout ce qu'ils avancent. Il en est d'autres, au contraire, dont la parole semble calculée, et dont les réponses paraissent mesurées. Ceux-là craignent de se compromettre pour une raison qu'il faut dépister et qui est le plus souvent en rapport avec des idées de persécution.

Le persécuté *réticent* ne répond pas à toutes les questions, et refuse même parfois tout commerce avec l'entourage, au point de se retrancher dans le mutisme le plus absolu. En pareil cas, il est tout particulièrement indiqué de surveiller avec attention ses jeux de physionomie, car il arrive fréquemment que cet homme réservé livre inconsciemment sa pensée à celui qui l'observe, alors qu'il la dissimule impitoyablement à celui qui l'écoute.

Aux yeux d'un clinicien exercé, les actes mimiques d'un pareil sujet seront une révélation presque certaine de ses qualités de délirant et de délirant réticent. Il y a lieu de distinguer, en effet, la mimique de la *réticence* et la mimique du *délire*. C'est tantôt l'une, tantôt l'autre qui met sur la voie de la réalité. En présence de certains sujets on déclare de bonne heure : « Cet homme nous cache quelque chose... il ne dit certainement pas tout... » C'est sa mimique de *réticence* qui nous a guidé ; c'est elle qui nous a laissé supposer que la pensée du malade va certainement au delà de sa parole, et c'est elle qui nous invite à chercher plus loin ou à nous tenir en éveil tout au moins. Dans d'autres cas, rien ne révèle au premier abord la contention volontaire d'une idée quelconque, le parti pris de ne rien livrer, de ne rien extérioriser ; mais le visage prend des expressions variées, ou bien un mouvement de la tête, un hochement de l'épaule, nous prévient que le malade se trouve en relation avec un interlocuteur imaginaire. C'est sa mimique de *délire* qui devient révélatrice des modifications émotionnelles dont il est l'objet.

A) En 1776, le dominicain Pernetti dans son livre sur « la connaissance de l'homme moral par celle de l'homme physique » montre déjà merveilleusement l'influence de la volonté sur la physionomie et le résultat de cette influence chez le *dissimulateur* : « Un « homme dissimulé veut-il masquer ses sentiments, il « se passe dans son intérieur un combat entre le vrai

« qu'il veut cacher et le faux qu'il voudrait représen-
« ter. Ce combat jette la confusion dans le mouvement
« des ressorts. Le cœur les pousse où ils doivent natu-
« rellement aller ; la volonté s'y oppose, elle les bride,
« les tient prisonniers ; elle s'efforce d'en détourner le
« cours et les effets pour donner le change ; mais il s'en
« échappe beaucoup, et les fuyards vont porter des
« nouvelles certaines de ce qui se passe dans le conseil.
« Ainsi, plus l'on veut cacher le vrai et mieux on le
« découvre ».

Dans la *dissimulation*, en effet, le sujet veut arriver
à l'immobilisation de ses muscles et il y arrive assez
souvent ; mais des irrégularités se produisent qui
devront mettre sur la voie l'observateur attentif.

Ces irrégularités, on pourrait les grouper sous quatre
rubriques : a) *par antagonisme* ; b) *par dérivation ;*
c) *par insubordination de la mimique oculaire ;*
d) *par insubordination des manifestations vaso-mo-
trices.*

a) Pour immobiliser un muscle, le sujet aura une
tendance naturelle à faire agir plus ou moins inconsciemment le muscle *antagoniste*, et il le fera d'autant
plus sûrement qu'il sera sollicité par une cause plus
impérieuse. Cette contraction anormale d'un antagoniste apparaissant comme concomitant de l'inhibition,
donne à la physionomie quelque chose de « pincé » et
se traduit souvent par une crispation tout à fait caractéristique.

b) Il arrive aussi que l'influx nerveux, arrêté par la
volonté, subit une sorte de *dérivation,* prend une voie
détournée et va mettre en activité des muscles par-

fois lointains, en créant des mouvements sans adaptation.

L'émotion dissimulée peut entraîner des gestes inexpressifs qui se produisent par une sorte de substitution. A l'état normal, il nous arrive en présence de quelqu'un dont nous supportons la conversation fastidieuse de marquer notre impatience sans le vouloir par un mouvement rythmique de la jambe ou un tapotement imperceptible du doigt. Des phénomènes analogues peuvent marquer la mimique de l'aliéné dissimulateur.

On peut percevoir encore quelques-uns de ces gestes que Gratiolet rangeait dans la catégorie des mouvements « métaphoriques ». C'est ainsi qu'une personne qui souffre d'une anxiété passagère, d'un embarras momentané, se frotte les yeux, se gratte la tête, tousse, se mouche, comme si elle ressentait un véritable malaise physique tandis qu'il s'agit d'un malaise de l'esprit.

Parfois aussi, le sujet ne pouvant plus maîtriser les manifestations extérieures de son émotion réelle, demande un secours à la diversion. Il feint alors de s'occuper de différents sujets ou de s'intéresser à ce qui l'environne, et cela avec force gestes. Ce déplacement de la mimique est destiné à faire perdre une piste fondamentale, en détournant l'attention de l'expert sur des préoccupations accessoires que cette activité de convention paraît extérioriser.

c) Lorsqu'un sujet veut maîtriser son émotion, c'est la *mimique oculaire* surtout qui devra le trahir, car le pouvoir inhibitoire de la volonté la laisse à peu près intacte ou n'arrive à l'influencer que d'une façon relative. Mantegazza dit très justement : « Lorsqu'un homme veut dissimuler, il s'efforce de détruire sa mimique vraie en commençant par les muscles qui obéissent le plus vite et le plus facilement à la volonté, ceux des membres, du tronc, du cou, puis ceux de la bouche, des joues, et peu à peu l'expression mimique vraie se trouve limitée dans les yeux. C'est là que se livre la dernière bataille, c'est l'œil qui est la dernière forteresse où l'expression concentre toutes ses forces et reste souvent victorieuse, même après avoir abandonné toutes les autres provinces de la mimique. »

En effet, le dissimulateur cherche à restreindre le domaine de son expression, et ses efforts sont surtout fructueux par rapport aux muscles qui obéissent bien à la volonté. Or, nous savons que les muscles de l'œil ne sont point de ceux-là. On peut donc voir une face impassible, et dans cette face impassible un œil où se concentrent toutes les forces expressives de l'individu.

Aussi, le regard du dissimulateur est « fuyant ». Un sujet qui veut cacher ses impressions réelles évite autant que possible de se laisser fixer dans les yeux, car ceux-ci reflètent trop vivement l'état intérieur pour que l'intéressé ne soit pas préoccupé de les soustraire à l'investigation de celui qui l'observe.

d) Enfin, on sait que la volonté n'a aucune action sur les *phénomènes vaso-moteurs*. Aussi, la rougeur ou la pâleur d'un sujet peut-elle trahir les émotions qu'il éprouve et qu'il s'efforce de cacher.

Au reste, les manifestations plus grossières ne sont pas rares. Bien souvent quand l'interrogatoire se prolonge, on constate une mimique d'*impatience*.

La tête est inclinée en arrière et le regard tourné en haut. Le sujet se mord les lèvres ou hausse les épaules d'un mouvement brusque en se déplaçant sur sa chaise. Parfois l'une des mains, la face palmaire tournée en bas se déplace transversalement sur le vertex : c'est un geste qui se traduit couramment par « j'en ai par dessus la tête ». Ou bien encore, par un mouvement de torsion du tronc ayant pour effet de diriger la face antérieure de celui-ci du côté opposé à son interlocuteur, le sujet ébauche l'action de « tourner le dos ». Cet habitus doit faire soupçonner un fond de *dissimulation*.

B) Il peut être permis à l'observateur d'entrer d'une façon plus directe dans l'intimité de l'aliéné dissimulateur, en cherchant au travers des actes mimiques dont la *réticence* est seule responsable, des expressions plus directes de l'*activité délirante* elle-même. Ces expressions il les surprend surtout dans ce qu'on pourrait appeler la *mimique hallucinatoire*.

Il est rare en effet que l'halluciné ne finisse pas par se trahir quand il ne se croit pas observé, ou même en présence du médecin, car toute hallucination, si légère qu'elle soit et si dissimulée qu'elle puisse être, se traduit toujours extérieurement par des signes qu'un observateur exercé peut saisir.

Comme le fait observer Faraboeuf, l'halluciné n'est pas maître de sa physionomie parcequ'il n'est jamais prévenu de l'image qu'il va contempler ou des invectives qu'il va entendre, de sorte qu'il y aura toujours un sentiment de surprise ; et un mouvement imperceptible, parfois à peine esquissé, trahira l'émotion du malade.

Certains hallucinés, il est vrai, font abstraction des manifestations sensorielles d'ordre subjectif pendant qu'on leur cause ; mais un regard de côté, un sourire sans motif, une position spéciale de la tête, trahit la duplicité de leur vie. La plupart mélangent les impressions vraies aux fausses perceptions et paraissent égarés. Par contre, il est beaucoup plus rare de constater une insensibilité totale des malades à l'égard des agents extérieurs. Les délires oniriques en fournissent pourtant de beaux exemples. Alors la mimique du sujet indique clairement à l'observateur que le « moi » s'isole du réel et vit dans un monde illusoire devenu désormais l'unique dispensateur de ses réactions.

Quoi qu'il en soit, dans les rapports de la mimique avec les hallucinations, il y a lieu de distinguer la mimique de *participation* et la mimique d'*opposition*. C'est tantôt l'une, tantôt l'autre qui doit éclairer le clinicien. Prenons un halluciné de l'ouïe. Lorsque ses voix lui parlent, il donne l'impression de quelqu'un qui écoute : c'est la mimique de *participation*. Mais il peut arriver que ces voix deviennent pour lui une source de fatigue, soit parce qu'elles sont malveillantes, soit parce qu'elles sont trop fréquentes ou trop intenses. Alors il réagit en se bouchant les oreilles : c'est la mimique d'*opposition,*

Nous devons donc passer en revue les manifestations de cette double mimique de *participation* et d'*opposition* dans les différentes modalités hallucinatoires.

L'*halluciné de la vue* fixe son regard dans la direction de l'hallucination, et sa pupille subit même des modifications en rapport avec la distance qui le sépare de son tableau imaginaire. Son expression émotionnelle traduit la nature de ce tableau le plus souvent terrifiante.

La mimique présente donc tous les caractères de l'attention visuelle : élévation des sourcils qui prennent une forme courbe à convexité supérieure ; ouverture plus marquée de l'orifice palpébral par suite de l'élévation de la paupière supérieure ; rides de la peau dirigées transversalement d'un côté à l'autre du front ; rides courbes à convexité supérieure dans la région située au-dessus des sourcils. Parfois il semble que la vision soit rendue difficile par l'éloignement de l'objet observé ou à cause d'une intensité lumineuse trop forte : alors, l'orifice palpébral est rétréci par rapprochement des paupières, bien que les sourcils soient encore élevés. La tête et le tronc peuvent participer à cette mimique de l'attention visuelle. On sait, en effet, que toutes les fois qu'un objet excite vivement la curiosité, la tête s'incline vers lui, et si cela ne sufift pas, le tronc s'incline à son tour dans la même direction. Enfin, lorsque l'attention est appliquée à l'observation d'un objet en mouvement, le corps afin d'en suivre les déplacements, peut se mouvoir comme le regard.

Certains malades ferment les yeux. Quelques-uns même n'hésitent pas à porter un bandeau, pensant échapper de la sorte aux visions qui les hantent. On a signalé parfois le geste qui consiste à se frotter les paupières avec le dos de l'index ou la face dorsale de la main. Ce geste nous paraît reproduire le mouvement banal que l'on effectue d'une façon courante comme préparation à une vision plus nette et il n'implique pas forcément une sensation de picottement comme l'ont écrit certains auteurs.

L'*halluciné de l'ouïe* se retourne d'un mouvement brusque pour regarder derrière lui, et ses yeux cherchent la cause du bruit qui vient de troubler sa quiétude. Ou bien, il interrompt parfois d'une façon soudaine la conversation commencée avec le médecin; il devient attentif subitement.

La mimique présente donc tous les caractères de l'attention auditive. Il y a comme tout à l'heure élévation des sourcils : cette élévation est devenue tellement habituelle dans les phénomènes d'attention visuelle et ceux-ci sont si souvent associés aux phénomènes d'attention auditive, qu'il ne faut pas s'étonner de ce trait qu'on retrouve communément chez la plupart des sujets. Mais le jeu caractéristique est ailleurs : la tête se tourne de façon à diriger l'une des oreilles du côté d'où vient le bruit, afin que celui-ci frappe plus directement l'appareil auditif. Si cette attitude ne suffit pas, la main est appliquée sur le contour du pavillon auriculaire; les doigts demi-fléchis l'encadrent, comme pour constituer une sorte de cornet acoustique. L'halluciné de l'ouïe est encore remarquable par son immobilité comparativement à l'halluciné de la vue, et les attitudes qu'il prend le plus souvent ont une grande analogie avec celles du repos. Dans la station debout par exemple, les membres inférieurs sont généralement écartés comme pour augmenter la base de sustentation; dans la station assise, le sujet reste volontiers les mains appuyées sur les genoux, les coudes en dehors et les doigts dirigés en dedans.

On sait que, dans certains cas, le malade distingue des voix opposées qui lui viennent par les deux oreilles. Il entend l'organe de deux individus dont l'un l'injurie et l'autre le console. En pareilles circonstances, il arrive fréquemment que l'insulteur parle à gauche tandis que le protecteur intervient à droite, ou réciproquement. On peut être informé de cette double voix par la mimique du sujet qui semble tendre alternativement l'une et l'autre oreille.

Souvent, l'halluciné se bouche les conduits auditifs, pour ne pas entendre les voix qui l'assaillent. Certaines habitudes même, certaines particularités du costume tendant à intercepter les sons par une occlusion permanente, peuvent également mettre sur la piste d'hallucinations de l'ouïe.

L'halluciné de l'odorat renifle ou aspire, et l'expression de sa physionomie indique si les odeurs qu'il perçoit sont agréables ou désagréables. Souvent, sa mimique faciale exprime le dégoût. Il souffle avec force et d'une façon brusque ; il agite l'air en le déplaçant à plusieurs reprises avec sa main ouverte au-devant de la face, il se bouche le nez entre le pouce et l'index, etc. ; parfois, il porte son mouchoir en permanence devant son nez et respire par la bouche, ou bien il s'abstient de respirer le plus longtemps possible. Quelques-uns se soumettent à un véritable tamponnement des fosses nasales pour se soustraire à leurs tourments hallucinatoires.

L'halluciné du goût fait entendre ce tapotement de

la langue contre le palais, propre aux dégustateurs ; il salive parfois ; il effectue des mouvements de déglutition, et l'expression de sa physionomie témoigne de la qualité de ses sensations gustatives. On peut voir apparaître alors la mimique du dégoût qui se manifeste soit par une ouverture brusque de la bouche avec recul de la tête, soit par un bruit guttural, ou bien encore par un effort de vomissement.

Les *hallucinations de la sensibilité générale* provoquent fréquemment un geste de la main vers la partie intéressée. Tantôt c'est une pression ; d'autrefois c'est un geste de grattage ; d'autre fois encore, ce sont des soubresauts, des mouvements de fuite ou de défense.

Dans les *hallucinations psycho-motrices,* on peut constater des mouvements des lèvres ou découvrir des attitudes ayant pour but de comprimer le point de départ du processus hallucinatoire. C'est ainsi qu'un assez grand nombre de malades tiennent leur langue à pleine main, contractent leurs mâchoires dans un trismus volontaire, maintiennent leurs lèvres closes au moyen de leurs doigts, et se livrent à mille contorsions pour arrêter les mouvements d'articulation et faire échec aux voix intérieures. D'autres encore pressent leur poitrine de leurs poings fermés, pensant, à l'aide de cette compression, faire cesser des hallucinations motrices dont le point de départ est épigastrique.

L'importance de la mimique, dans la détermination du caractère psycho-moteur d'une hallucination verbale et dans sa différenciation d'avec une hallucination de l'ouïe est d'autant plus grande que le malade est souvent inconscient de ses propres mouvements d'articulation. Cette inconscience peut même exister alors que les mouvements sont assez intenses pour que la parole, articulée à haute voix, vienne frapper l'oreille non seulement de l'observateur mais du sujet lui-même, et il peut arriver que ce malade qui parle tout fort soit assez abusé pour attribuer à d'autres personnes les paroles qu'il vient de prononcer, ainsi que le prouve une observation de Baillarger[1]. A plus forte raison, la fausse interprétation peut-elle avoir lieu, quand la parole articulée ne se produit qu'à l'état d'ébauche. En pareil cas, le malade interrogé racontera très souvent qu'il « entend » des voix, et le clinicien partageant son erreur, pensera qu'il s'agit d'une hallucination de l'ouïe, s'il n'a soin de surveiller avec attention les mouvements de la physionomie. En l'absence d'informations verbales, la mimique fera souvent le diagnostic; en présence d'informations verbales erronées, elle le redressera dans le sens de la vérité.

Les considérations qui précèdent ne prétendent pas à fournir une étude complète de la *simulation* et de la *dissimulation*. C'est là une question spéciale qui nous eût entraîné fort loin. Nous avons cru néanmoins devoir clore cet ouvrage par quelques remarques sur des aspects mimiques dont la connaissance est indispensable à la pratique de l'aliénation mentale.

1. Baillarger. *Maladies mentales* (t. I, p. 120).

TABLE DES MATIÈRES

ÉVREUX, IMPRIMERIE CH. HÉRISSEY ET FILS

La mort réelle et la mort apparente, nouveaux procédés de diagnostic et traitement de la mort apparente, par le Dr S. Icard, avec gravures (*Ouvrage récompensé par l'Institut*).................... **4 fr.**

La fatigue et l'entraînement physique, par le Dr Ph. Tissié, préface de M. le *Professeur Bouchard*, avec gravures, 2e édit. (*Ouvrage couronné par l'Académie de médecine*)........................ **4 fr.**

Morphinomanie et morphinisme, par le Dr P. Rodet (*Ouvrage couronné par l'Académie de médecine*)........................ **4 fr.**

Hygiène de l'alimentation dans l'état de santé et de maladie, par le Dr J. Laumonier, avec gravures. 3e édition.............. **4 fr.**

L'alimentation des nouveau-nés, *Hygiène de l'allaitement artificiel,* par le Dr S. Icard, avec 60 gravures (*Ouvrage couronné par l'Académie de médecine*)....................................... **4 fr.**

L'hygiène sexuelle et ses conséquences morales, par le Dr S. Ribbing, professeur à l'Université de Lund (Suède), 3e édition... **4 fr.**

Hygiène de l'exercice chez les enfants et les jeunes gens, par le Dr F. Lagrange, lauréat de l'Institut, 8e édition............. **4 fr.**

De l'exercice chez les adultes, par *le même,* 5e édition........ **4 fr.**

Hygiène des gens nerveux, par le Dr Levillain, 4e édition.... **4 fr.**

L'idiotie. *Psychologie et éducation de l'idiot,* par le Dr J. Voisin, médecin de la Salpêtrière, avec gravures.......................... **4 fr.**

La famille névropathique. *Hérédité, prédisposition morbide, dégénérescence,* par le Dr Ch. Féré, médecin de Bicêtre, avec gravures, 2e édition.. **4 fr.**

Le traitement des aliénés dans les familles, par le même, 3e édition.. **4 fr.**

L'éducation physique de la jeunesse, par A. Mosso, professeur à l'Université de Turin.. **4 fr.**

Manuel de percussion et d'auscultation, par le Dr P. Simon, professeur à la Faculté de médecine de Nancy, avec gravures...... **4 fr.**

DANS LA MÊME COLLECTION

Cours de Médecine opératoire
de la Faculté de Médecine de Paris
Par M. le professeur Félix TERRIER
Membre de l'Académie de médecine, Chirurgien de la Pitié

Chirurgie de la plèvre et du poumon, par les Drs Félix Terrier, membre de l'Ac. de méd., prof. à la Faculté de médecine de Paris, et E. Reymond, ancien interne des hôp. de Paris, avec 67 grav....: **4 fr.**

Chirurgie de la face, par les Drs Félix Terrier, Guillemain, chirurgien des hôpitaux et Malherbe, avec 214 gravures............. **4 fr.**

Chirurgie du cou, par les mêmes, avec 101 gravures.......... **4 fr.**

Chirurgie du cœur et du péricarde, par les Drs Félix Terrier et E. Reymond, avec 79 gravures.................................. **3 fr.**

Petit manuel d'antisepsie et d'asepsie chirurgicales, par les Drs Félix Terrier et M. Péraire, ancien interne des hôpitaux de Paris, avec gravures... **3 fr.**

Petit manuel d'anesthésie chirurgicale, par les mêmes, avec 37 gravures... **3 fr.**

L'opération du trépan, par les mêmes, avec 222 gravures..... **4 fr.**

Envoi franco contre mandat-poste.

quels malades peuvent en profiter, le choix de l'habitation, le garde-malade, surveillance de la santé générale des aliénés. soins moraux, soins particuliers à quelques catégories d'aliénés, soins particuliers dans certaines circonstances exceptionnelles, toutes questions de haute importance dont la connaissance est indispensable.

L'Instinct sexuel, Évolution et dissolution
Par *le même.*

1 vol. in-16, 2ᵉ édition, cartonné à l'anglaise...................... **4 fr.**

L'instinct sexuel n'est pas un instinct incoercible auquel tous seraient réduits à obéir, si anormale que soit la forme sous laquelle celui-ci se manifeste. L'auteur s'est proposé de mettre en lumière la nécessité du contrôle et de la responsabilité dans l'activité sexuelle, tant au point de vue de l'hygiène qu'au point de vue de la morale.

M. Féré prouve qu'il n'y a aucune raison pour que les actes sexuels échappent à la responsabilité, et les faits montrent qu'ils n'y échappent pas; la nature et la société éliminent les pervertis et favorisent les sobres.

L'Hystérie et son Traitement
Par le **Dr Paul SOLLIER**

1 vol. in-16, avec gravures dans le texte, cartonné à l'anglaise........ **4 fr.**

L'auteur a eu pour but, en faisant d'abord l'examen critique des théories sur la nature de l'hystérie et le mécanisme de ses phénomènes, de montrer qu'ils sont d'ordre essentiellement physiologique, et que leur traitement est par conséquent du ressort des cliniciens. Établir la pathogénie générale des troubles hystériques et partir de là pour en déduire le traitement rationnel, telle est l'idée directrice de l'ouvrage.

Basé sur la longue expérience de l'auteur, cet ouvrage constitue pour les praticiens le guide le plus complet et le plus pratique du traitement de l'hystérie.

La Mélancolie
ÉTUDE MÉDICALE ET PSYCHOLOGIQUE
Par le **Dr R. MASSELON**
Médecin-adjoint de l'Asile de Clermont (Oise).

(Ouvrage couronné par l'Académie de médecine.)

1 vol. in-16, cartonné à l'anglaise . . . . **4 fr.**

Cet ouvrage a pour but l'étude analytique du syndrome mélancolique. De quels éléments psychiques sont constituées la dépression et la douleur morales? comment ces deux symptômes sont reliés l'un à l'autre? comment ils s'influencent l'un l'autre? telles sont les questions que M. Masselon a posées et qu'il s'est efforcé de résoudre. Enfin, comme le délire des mélancoliques présente des caractères nets, fixes, bien tranchés, il a montré comment il dérivait directement du fond mental sur lequel il se développe.

Après cette analyse des phénomènes cliniques, l'auteur aborde l'étude

Envoi franco contre mandat-poste.

différentielle des états mélancoliques dans les diverses affections mentales et insiste particulièrement sur les cas de mélancolie dite essentielle qu'il appelle mélancolie affective. M. Masselon a été conduit à cette dernière opinion par l'étude des faits : il n'existe pas une mélancolie, il n'existe que des états mélancoliques. La mélancolie n'est pas une entité morbide, elle est un état psychologique que l'on observe dans des formes nosographiques très différentes.

Hygiène des Gens nerveux
PRÉCÉDÉE DE NOTIONS ÉLÉMENTAIRES
Sur la Structure, les Fonctions et les Maladies du Système nerveux
Par le Dr F. LEVILLAIN
Ancien interne de la Salpêtrière,
lauréat de la Faculté de médecine de Paris.

1 vol. in-16, avec gravures dans le texte, 4e édition, cart. à l'anglaise.. **4 fr.**

Essai sur la puberté
chez la femme
PSYCHOLOGIE — PHYSIOLOGIE — PATHOLOGIE
Par Mlle le Dr Marthe FRANCILLON
Ancien interne des hôpitaux de Paris.

1 vol. in-16, cartonné à l'anglaise. **4 fr.**

Chez la femme, la maturité sexuelle est la conséquence d'une longue évolution organogénique; elle est tellement complexe, que les fonctions les plus diverses unies entre elles par d'étroites corrélations, se modifient de manière à converger toutes en vue de l'établissement de la vie génitale. Les conditions extrêmes elles-mêmes, en raison de leur utilité dans la concurrence vitale, n'échappent pas à cette discipline.

. L'auteur s'est efforcé d'étudier, au double point de vue anatomique et physiologique, les modifications qui transforment l'adolescente en femme pubère. Mlle le Dr Francillon a dégagé de documents épars et fragmentaires les éléments d'une esquisse des conditions de cette phase spéciale de la vie de la femme.

Morphinomanie et Morphinisme
Par le Dr Paul RODET
(*Ouvrage couronné par l'Académie de médecine, Prix Falret.*)
1 vol. in-16, cartonné à l'anglaise................................. **4 fr.**

Cet ouvrage contient d'abord un historique complet du morphinisme, en faisant assister le lecteur aux différentes étapes que cette affection a traversées avant d'être reconnue comme une véritable entité. Après avoir étudié les mœurs des morphinomanes, la morphinomanie à deux, sa propagation rapide, M. Rodet aborde la symptomatologie et la théorie de l'abstinence qui constituent deux chapitres importants de son ouvrage. Puis il continue par l'examen des intoxications coexistant si communément avec la morphinomanie, en particulier de l'alcoolisme et de la cocaïnomanie,

Envoi franco contre mandat-poste.

l'étude médico-légale du morphinisme, et donne, pour terminer, une large place au *traitement*, exposant les diverses méthodes employées et appréciant leur valeur thérapeutique.

L'Idiotie

**Hérédité et dégénérescence mentales,
Psychologie et éducation mentale de l'idiot**
Par le **Dr Jules VOISIN**, médecin de la Salpêtrière.

1 vol. in-16, avec gravures dans le texte, cartonné à l'anglaise...... **4 fr.**

L'auteur, choisissant ses exemples parmi différents types d'idiots étudiés dans son service d'hôpital, examine leurs instincts, leurs sentiments, leurs lueurs d'intelligence et de volonté, ainsi que leurs caractères physiques. De là, il passe à l'éducation et au traitement qui doivent être appliqués à ces déshérités, pour qu'ils cessent d'être à charge à tous, et qu'ils deviennent utiles à eux-mêmes et à la société.

Manuel de
Percussion et d'Auscultation

Par le **Dr Paul SIMON**
Professeur à la Faculté de médecine de Nancy.

1 vol. in-16, avec gravures dans le texte, cartonné à l'anglaise,...... **4 fr.**

Manuel de Psychiatrie

Par le **Dr J. ROGUES DE FURSAC**

1 vol. in-16, 2e édit., cartonné à l'anglaise..................... **4 fr.**

L'auteur s'est efforcé de faire une œuvre pratiquement utile. C'est ainsi qu'il a donné une place relativement considérable à l'étude des troubles psychiques élémentaires. Il importait en effet de fixer la valeur de ces symptômes constituant, par leur groupement, les affections psychiques proprement dites, et de définir des termes dont le sens exact échappe quelquefois aux médecins insuffisamment familiarisés avec la psychiatrie. Bien que demeurant sur le terrain pratique, il n'a pas cru devoir passer sous silence les explications pathogéniques qui ont été données des troubles mentaux. La plupart des théories relatives à la genèse des hallucinations, des troubles de l'émotivité, etc., sont résumées d'une façon aussi claire que possible.

On trouvera décrites dans ce livre des affections peu connues en France jusque dans ces dernières années, telles que la *démence précoce* et la *folie maniaque dépressive*.

Hygiène de l'Alimentation
Dans l'état de santé et de maladie
Par le **Dr J. LAUMONIER**

1 vol. in-16, 3e édit., avec gravures dans le texte, cartonné à l'anglaise. **4 fr.**

Envoi franco contre mandat-poste.

La Profession Médicale
Ses devoirs, ses droits
Par le D' G. MORACHE
Professeur de médecine légale à la Faculté de médecine de Bordeaux,
Membre associé de l'Académie de médecine.

1 vol. in-16, cartonné à l'anglaise.......................... **4 fr.**

M. Morache a cherché à envisager avec la plus-entière indépendance les conditions de la profession médicale. Les futurs médecins, ceux qui déjà s'engagent sur le terrain si difficile de la pratique professionnelle, recueilleront dans cet ouvrage d'excellents principes qui pourront leur servir de guide, tout au moins les aider à fixer leurs légitimes hésitations. Cet ouvrage intéresse également le grand public qui, prenant part à la vie des médecins, est curieux de connaître leurs devoirs professionnels.

Le Mariage
Étude de socio-biologie et de médecine légale.
Par *le même*.

1 vol. in-16, cartonné à l'anglaise.......................... **4 fr.**

Ce livre a pour but d'apprécier ce qu'a été le mariage au début des sociétés, comment il s'est transformé pour aboutir à l'organisation que nous lui connaissons. En montrant ses conditions actuelles, l'auteur recherche si le mariage doit rester immuable dans sa forme ou bien s'il ne vaudrait pas mieux lui faire subir quelques amendements de détail, afin de pouvoir le transmettre vivant aux générations de demain.

Grossesse et Accouchement
Étude de socio-biologie et de médecine légale.
Par *le même*.

1 vol. in-16, cartonné à l'anglaise.......................... **4 fr.**

De toutes les questions connexes à la biologie et aux sciences sociales, il en est peu qui mettent autant en relief leurs conditions communes que l'étude de la femme en voie de gestation, puis au moment et après la fin de la grossesse, à la période de l'accouchement. Nombre de questions peuvent se poser à cet égard : elles importent, au plus haut point, à la sécurité de la mère, à celle de l'enfant, et prennent une intensité plus poignante encore si l'on envisage la responsabilité des actions que peut accomplir la femme ainsi placée dans l'anormalité physiologique. Les sociétés humaines émancipées par l'idée scientifique ne peuvent rester indifférentes devant la situation de la femme, alors surtout qu'elle remplit sa mission naturelle au péril de sa santé et parfois de sa vie.

Envoi franco contre mandat-poste.

Naissance et Mort
Étude de socio-biologie et de médecine légale.
Par *le même*.

1 vol. in-16, cartonné à l'anglaise............................. **4 fr.**

L'auteur soulève, au cours de son ouvrage, bien des questions accessoires, en particulier celles qui ont trait aux rapports biologiques reliant les générations les unes aux autres, les filiations, les hérédités. Entre toutes, la recherche de la paternité l'arrête d'une façon particulière. — Il combat généreusement cette idée d'après laquelle le bâtard, véritable paria social, se voit reprocher sa « honte » et la « faute » de sa mère, tandis que son père inconnu, seul coupable, traverse l'existence entouré du respect de tous.

La Responsabilité
Étude socio-biologie et de médecine légale
Par *le même*.

1 vol. in-16, cartonné à l'anglaise............................. **4 fr.**

Le but de cet ouvrage est d'apprécier les différents facteurs qui peuvent intervenir dans la question, les principaux d'entre eux surtout. Or les facteurs de responsabilité aboutissent à un même point : la déchéance physique de l'individu. La criminalité peut donc être regardée comme une maladie morale, elle tient à la pathologie sociale. Nous pouvons alors lui appliquer des procédés analogues à ceux que nous utilisons pour combattre la morbidité matérielle.

Si, comme tout tend à le démontrer, le facteur misère se trouve à l'origine des formes de criminalité, le terme étant pris dans sa plus large acception, c'est à combattre la misère dans toutes ses manifestations biologiques, que nous devons nous attacher; peut-être parviendrons-nous ainsi à faire disparaître cette cause initiale, si longtemps poursuivie, de notre cruelle déchéance sociale : la criminalité.

Manuel d'Électrothérapie
et d'Électrodiagnostic
Par le Dr E. ALBERT-WEIL

1 vol. in-16, 2ᵉ édit., avec 88 gravures dans le texte, cart. à l'angl.. **4 fr.**
(Récompensé par l'Académie de médecine).

Le succès rapide de la 1ʳᵉ édition du *Manuel* du Dʳ Albert-Weil a montré que le plan du livre était heureusement conçu; aussi a-t-il été rigoureusement suivi dans la 2ᵉ édition, mais de nombreux chapitres ont été ajoutés et d'autres entièrement modifiés pour être mis au courant des derniers progrès de l'électrothérapie.

Tous les chapitres ont été complétés; ceux qui ont trait à la photothérapie et à la radiothérapie ont été les plus profondément modifiés, en particulier tout ce qui concerne la radiothérapie (méthode, modes d'application, procédés de protection, de mesure), a été très longuement et très complètement exposé.

Envoi franco contre mandat-poste.

L'Alimentation des Nouveau-nés
Hygiène de l'allaitement artificiel
Par le D' S. ICARD

(Ouvrage couronné par l'Académie de médecine et par la Société protectrice de l'enfance de Paris.)

1 vol. in-16, avec 60 gravures dans le texte, cartonné à l'anglaise... **4 fr.**

Quelles sont les lois de l'allaitement artificiel? Quel est le lait que nous devons choisir pour remplacer celui de la mère? Le lait est-il la seule nourriture qui convienne à l'enfant? Que penser des produits industriels présentés comme succédanés du lait? Faut-il donner le lait pur ou coupé? Quelle doit être la ration quotidienne et quels sont les meilleurs procédés pour administrer le lait? Celui-ci doit-il être cru, bouilli ou stérilisé? La contamination est-elle possible par le lait cru? Quelles sont les différentes méthodes de stérilisation du lait? Quels sont les signes d'une bonne alimentation? A quel âge convient-il de donner à l'enfant une nourriture plus substantielle que le lait et quelle doit être cette nourriture?

Telles sont les questions que l'auteur traite dans ce livre, questions capitales et auxquelles doit pouvoir toujours répondre tout médecin qui assume la responsabilité de faire élever un enfant à l'allaitement artificiel.

De l'Exercice chez les Adultes
Par le D' Fernand LAGRANGE
Lauréat de l'Institut.

1 vol. in-16, 6ᵉ édition, cartonné à l'anglaise...................... **4 fr.**

Les livres de M. Lagrange ont toujours beaucoup de succès auprès du grand public, à qui nous n'avons pas craint de recommander le présent volume d'une façon spéciale. Comme il n'est personne qui ne soit, sinon arthritique, ou goutteux, ou obèse, ou dyspeptique, ou diabétique, ou essoufflé, ou quelque peu névrosé, du moins candidat à quelqu'une de ces petites infirmités avec lesquelles il faut passer une partie de l'existence, chacun voudra savoir comment il devra se comporter pour rendre cette partie la plus supportable et la plus longue possible. *(Revue Scientifique.)*

Hygiène de l'Exercice
Chez les Enfants et les Jeunes gens
Par *le même.*

1 vol. in-16, 7ᵉ édition, cartonné à l'anglaise...................... **4 fr.**

Les jeunes gens doivent pratiquer des exercices physiques destinés à fortifier leur santé, des exercices hygiéniques et non pas athlétiques, M. le docteur Lagrange développe cette saine doctrine en un charmant petit volume que je viens de lire avec le plus grand plaisir, et je le recommande aux méditations de toutes les mères de famille et même des pères qui ont le temps de s'occuper de leurs enfants.

D' G. DAREMBERG (*Les Débats*).

Envoi franco contre mandat-poste.

La Fatigue et l'Entraînement physique

Par le Dr Philippe TISSIÉ

Chargé de l'inspection des exercices physiques dans les lycées et collèges
de l'Académie de Bordeaux.

Précédé d'une lettre-préface de M. le Professeur CH. BOUCHARD, de l'Institut.

1 vol. in-16, 2e édit. avec gravures dans le texte, cartonné à l'anglaise. **4 fr.**

(Ouvrage couronné par l'Académie de médecine.)

L'auteur traite successivement de l'entraînement physique, de l'entraînement intensif, de la fatigue chez les débiles nerveux (fatigue d'origine physique, fatigue d'origine psychique, hygiène du fatigué), des méthodes en gymnastique (méthode suédoise, méthode française, méthode psychodynamique qu'il a créée et qui repose sur les réactions nerveuses de chaque groupe d'individus), de l'entraînement physique à l'école, de l'hérédité.

L'Éducation physique de la Jeunesse

Par A. MOSSO, professeur à l'Université de Turin.

1 vol. in-16, cartonné à l'anglaise.................................... **4 fr.**

L'auteur aborde les problèmes scientifiques et sociaux les plus variés, sans en excepter les problèmes physiologiques pour lesquels sa compétence est universellement reconnue et appréciée. La préface du commandant Legros, montrant l'importance de ces questions au point de vue militaire, complète utilement les chapitres consacrés par l'auteur à l'éducation et au développement des forces physiques du soldat.

L'Hygiène sexuelle

et ses conséquences morales

Par le Dr SEVED RIBBING, Professeur à l'Université de Lund (Suède).

1 vol. in-16, 3e édition, cartonné à l'anglaise................ ...... **4 fr·**

Le livre du Dr Ribbing, qui effleure tous les sujets, qui prend et étudie l'homme et la femme depuis leur naissance à la vie sexuelle jusqu'au déclin de leur virilité et de leurs facultés, sera lu avec un vif intérêt aussi bien par les médecins que par les personnes qu'intéressent les problèmes sociaux.

Ce petit ouvrage contient des documents statistiques et littéraires très bien dressés, et possède une allure que la nationalité de son auteur rend particulièrement piquante.

Envoi franco contre mandat-poste.

La Mort réelle et la Mort apparente

Nouveaux procédés de diagnostic et traitement de la mort apparente

Par le Dr S. ICARD

1 vol. in-16, avec gravures dans le texte, cartonné à l'anglaise...... **4 fr.**

(Ouvrage récompensé par l'Institut.)

M. Icard passe d'abord en revue tous les signes de la mort connus jusqu'ici; il en discute la valeur et l'importance. Puis il expose ses recherches personnelles et décrit une nouvelle méthode dont il est l'auteur; il en démontre la certitude par des preuves expérimentales et cliniques et en fait l'application au diagnostic des principaux états de mort apparente.

L'ouvrage se termine par l'étude de la mort apparente et par l'exposé des lois et des mesures administratives qui, chez les différents peuples et plus spécialement en France, président aux inhumations.

L'Éducation rationnelle de la Volonté

Son Emploi thérapeutique

Par le Dr Paul-Émile LÉVY, ancien interne des hôpitaux.

Préface de M. le Professeur BERNHEIM, de Nancy.

1 vol. in-16, 6ᵉ édition, cartonné à l'anglaise............... .... **4 fr.**

L'auteur s'est proposé de montrer qu'il nous est possible de préserver de bien des atteintes notre être moral et physique et, s'il arrive quelque mal à l'un ou à l'autre, de tirer de notre propre fonds soulagement ou guérison.

Il s'agit en somme d'une éducation de la volonté, mais en spécifiant que celle-ci doit et peut agir sur les maux de notre corps comme sur ceux de notre esprit; la thérapeutique du corps par l'esprit ou thérapeutique psychique, appuyée sur l'auto-suggestion, peut rendre les plus grands services.

Les Embolies bronchiques

tuberculeuses

Par le D^r Ch. SABOURIN,
Directeur du Sanatorium de Durtol (Puy-de-Dôme).

1 vol. in-16, avec gravures, cartonné à l'anglaise.................. **4 fr.**

Les lésions tuberculeuses primitives du poumon sont nodulaires, dissé-minées par leur forme et leur évolution; les lésions tuberculeuses secon-

Envoi franco contre mandat-poste.

daires du poumon sont au contraire d'apparence pneumonique. C'est ce type pneumonique secondaire que l'auteur met en relief et auquel il assigne une pathogénie spéciale.

La pneumonie tuberculeuse nécrosante paraît être une lésion de fatigue, de surmenage, car on peut dire en thèse presque absolue que le tuberculeux soumis à la cure hygiénique bien ordonnée n'en n'est jamais atteint.

Aussi, après une étude des pneumonies nécrosantes en général, basée sur des séries d'observations, l'auteur arrive-t-il à cette conclusion capitale que la forme pneumonique de la phtisie ne se montrerait que dans des cas tout exceptionnels, si la tuberculose du poumon était toujours soignée à temps et de façon rationnelle.

Dans un autre chapitre sont décrites en particulier les pneumonies nécrosantes de la région scissurale qui tiennent une si grande place dans l'histoire de la phtisie.

Pratique de la chirurgie courante

Par le Dr **M. CORNET**

Préface de M. le Professeur OLLIER.

1 fort vol. in-16, avec 101 figures, cartonné à l'anglaise............. **4 fr.**

Depuis vingt ans, la pratique chirurgicale a été renouvelée par l'introduction de l'antisepsie, qui a changé complètement les résultats de certaines opérations et étendu le champ de l'intervention du praticien; tout a été transformé dans la technique usuelle ; la forme et la matière des objets de pansement, la manière de les préparer et de s'en servir.

Ce sont les nouvelles méthodes qu'il importe aujourd'hui de répandre et de vulgariser en indiquant les différents moyens par lesquels on peut arriver au but, sans se perdre dans la description des nouvelles substances antiseptiques que l'on propose de toutes parts, et dans la discussion des nouveaux procédés que chaque jour voit éclore. L'idée de l'asepsie, qui n'est autre que la propreté absolue, vient simplifier la question et dispenser de l'emploi des antiseptiques dans les plaies simples qui ne demandent qu'à se réunir. M. Cornet expose, dans un chapitre spécial, les moyens par lesquels on peut se passer des pansements coûteux, des appareils compliqués et embarrassants.

Manuel théorique et pratique
d'Accouchements

Par le Dr **A. POZZI**

Professeur à l'École de médecine de Reims, ancien interne des hôpitaux de Paris.

1 vol. in-16, 4e édit., avec 138 gravures, cartonné à l'anglaise....... **4 fr.**

Ce livre s'adresse aux praticiens, aux étudiants en médecine et aux sages-femmes. Ses principales divisions comprennent : *la symptomatologie et la physiologie générale de l'accouchement, l'étude clinique et pratique de*

Envoi franco contre mandat-poste.

la grossesse et de l'accouchement, une étude clinique des différentes présentations, en particulier la pathologie de la grossesse, la dystocie, les complications de l'accouchement et de la délivrance, la grossesse extra-utérine, les interventions obstétricales, la pathologie des suites de couches, les soins à donner à l'enfant, la pathologie du nouveau-né.

Il répond, en outre, aux programmes des examens des sages-femmes et, avec *l'anatomie et la physiologie génitales et obstétricales*, du même auteur, correspond à l'enseignement complet des Maternités.

L'Intubation du larynx
dans les sténoses laryngées aiguës et chroniques
de l'enfant et de l'adulte

Par le Dr A. BONAIN
Chirurgien-adjoint de l'hôpital civil de Brest,
Chargé du service des maladies du nez, des oreilles et du larynx.

1 vol. in-16, avec 46 figures, cartonné à l'anglaise. . . . . **4 fr.**

L'auteur ne s'est pas borné étudier la question au point de vue du croup chez l'enfant; il s'occupe de toutes les sténoses où l'intubation peut être appliquée aussi bien chez l'adulte que chez l'enfant. Il étudie en particulier la physiologie du larynx dans ses rapports avec l'intubation. Il est impossible de bien comprendre et d'appliquer, en effet, avec fruit, la méthode de d'O'Dwyer, si l'on n'a pu se rendre un compte exact de la conformation du larynx présentant chez l'enfant des particularités dignes d'attention, des rapports de cet organe avec la forme du tube, enfin des perturbations physiologiques que celui-ci engendre dans son fonctionnement. C'est ainsi que la théorie de la fixation du tube dans le larynx a des conséquences pratiques de la plus haute importance.

Une des parties les plus intéressantes de l'ouvrage est certes celle qui a trait à la pratique de l'intubation dans la clientèle.

Les Maladies de l'urèthre et de la vessie
chez la Femme

Par le Dr KOLISCHER

Traduit de l'allemand
Par le Dr BEUTTNER, privat-docent à l'Université de Genève.

1 vol. in-16, avec gravures dans le texte, cartonné à l'anglaise. . . . . . . **4 fr.**

Ce petit volume est la mise en lumière des théories de Schauta, qui voua dans sa clinique de Vienne une attention particulière aux maladies des organes urinaires de la femme. L'auteur débute par les règles générales de l'examen de l'urèthre et de la vessie, puis il étudie les diverses maladies de ces régions. Incontinence, énurésis, uréthrite, rétrécissement, calculs uréthraux, — catarrhe, œdème, inflammation, cystites gonorrhéique

Envoi franco contre mandat-poste.

et tuberculeuse, calculs vésicaux, hémorroïdes, hernies, pneumaturies, ruptures, sont successivement examinés par le docteur Kolischer, qui expose des procédés de traitement encore peu connus.

Cours de Médecine opératoire
de la Faculté de Médecine de Paris

Par M. le professeur **Félix TERRIER**
Membre de l'Académie de médecine, Chirurgien de la Pitié.

Petit Manuel
d'Antisepsie et d'Asepsie chirurgicales

En collaboration avec **M. PÉRAIRE**, ancien interne des hôpitaux de Paris.

1 vol. in-12, avec gravures dans le texte, cartonné à l'anglaise....... **3 fr.**

L'ouvrage est divisé en quatre parties : I. Méthode antiseptique telle que l'a formulée 'Lister, et modifications apportées à cette méthode. — II. Asepsie. — III. Méthode mixte. — IV. Application des principes antiseptiques et aseptiques à chaque région en particulier.

Petit Manuel d'Anesthésie chirurgicale
Par *les mêmes.*

1 vol. in-12, avec 37 gravures dans le texte, cartonné à l'anglaise.. **3 fr.**

L'Opération du Trépan
Par *les mêmes.*

1 vol. in-12, avec 222 gravures dans le texte, cartonné à l'anglaise.. **4 fr.**

TABLE DES MATIÈRES : I. Histoire de la trépanation depuis les temps préhistoriques. — II. Description des circonvolutions et des localisations cérébrales et étude de la topographie cranio-cérébrale.— III. Manuel opératoire et description des instruments actuellement employés; opérations nouvelles destinées à remplacer, jusqu'à un certain point, l'opération du trépan, ou à la compléter. — IV. Indications et contre-indications de l'opération du trépan.

Envoi franco contre mandat-poste.

Chirurgie de la Face

En collaboration avec MM. **GUILLEMAIN**, chirurgien des hôpitaux,
et **MALHERBE**, ancien interne des hôpitaux de Paris.

1 vol. in-12, avec 214 gravures dans le texte, cartonné à l'anglaise... **4 fr.**

Les différents chapitres traitent successivement de la chirurgie des
maxillaires, des lèvres, des joues, de la bouche et du pharynx, du nez,
des fosses nasales et de leurs annexes les sinus de la face.

Chirurgie du Cou
Par *les mêmes*.

1 vol. in-12, avec 101 gravures dans le texte, cartonné à l'anglaise... **4 fr.**

TABLE DES MATIÈRES : I. *Chirurgie des voies aériennes* : laryngoscopie,
cathétérisme et dilatation des voies aériennes, traitement endo-laryngé
et extra-laryngé des polypes et tumeurs du larynx, laryngotomies, laryn-
gectomies, trachéotomie. — II. *Chirurgie du corps thyroïde* : thyroïdec-
tomie, exothyropexie, indications thérapeutiques du goitre. — III. *Chirurgie
de l'œsophage.* — IV. *Chirurgie des vaisseaux, des ganglions lymphatiques, des
muscles et nerfs du cou :* ligature des artères, anévrismes, torticolis, etc.

Chirurgie de la Plèvre et du Poumon
En collaboration avec **M. E. REYMOND**, ancien interne des hôpitaux de Paris.

1 vol. in-12, avec 67 gravures dans le texte, cartonné à l'anglaise... **4 fr.**

Les auteurs ont reproduit les leçons professées par M. Terrier à la
Faculté de médecine de Paris. Ces leçons intéressent à la fois les médecins et les chirurgiens, certaines opérations sur la plèvre étant restées
dans le domaine de la médecine.

Les différents chapitres sont consacrés à *la thoracocentèse*, à *la pleurésie
purulente* et à *la pleurotomie*, à *la thoracoplastie*, à *la chirurgie de la
plèvre pulmonaire*, aux *interventions pour les plaies du poumon*, à *la pneu-
motomie*, à *la pneumectomie*.

Chirurgie du Cœur et du Péricarde
Par *les mêmes*.

1 vol. in-12, avec 79 gravures dans le texte, cartonné à l'anglaise... **3 fr.**

Les auteurs débutent par les généralités relatives à la *chirurgie du
péricarde*; puis ils donnent le manuel opératoire de la chirurgie du péricarde, les indications et les complications de la thoracocentèse; ils traitent ensuite de la péricardotomie avec ou sans résection des cartilages
costaux, du manuel opératoire, des soins consécutifs et des indications.

Pour la *chirurgie du cœur*, ils étudient successivement le traitement des
plaies, les plaies abandonnées à elles-mêmes, leur traitement sans opérations, les sutures du cœur, les interventions sur le cœur en dehors des
plaies, etc.

Envoi franco contre mandat-poste.

MANUEL DE PETITE CHIRURGIE
De A. JAMAIN
8° Édition, illustrée de 572 gravures dans le texte.

PAR

F. TERRIER   et   **M. PÉRAIRE**
Professeur de clinique chirurgicale   Ancien interne
à la Faculté de médecine de Paris,   des hôpitaux de Paris,
Chirurgien des hôpitaux,   Ex-assistant
Membre de l'Académie de médecine.   de consultation chirurgicale.

1 fort vol. in-12 de 1044 pages, cartonné à l'anglaise. **8 fr.**

PUBLICATIONS PÉRIODIQUES

Revue de Médecine

Directeurs : MM. les professeurs BOUCHARD, BRISSAUD, CHAUVEAU,
LANDOUZY, LÉPINE, PITRES, ROGER et VAILLARD.
Directeurs en chef : MM. LANDOUZY et LÉPINE
Secrétaire de la rédaction : Dr JEAN LÉPINE.

Revue de Chirurgie

Directeurs : MM. les professeurs TERRIER, BERGER, PONCET et QUÉNU.
Rédacteur en chef : M. TERRIER.
27° année, 1907.
ABONNEMENT :

Pour la Revue de Médecine.	Pour la Revue de Chirurgie.
Un an, Paris. . . . . . **20** fr.	Un an, Paris. . . . . . **30** fr.
Un an, départements et étranger. **23** fr.	Un an, départements et étranger. **33** fr.

Les deux Revues réunies : un an, Paris, 45 fr. départ. et étranger, 50 fr.
Paraissent tous les mois.

Journal de l'Anatomie
et de la Physiologie normales et pathologiques
DE L'HOMME ET DES ANIMAUX
Dirigé par MATHIAS DUVAL
de l'Académie de médecine, Professeur à la Faculté de médecine de Paris.
Avec le concours de MM. les Professeurs RETTERER et TOURNEUX et
de M. le Dr G. LOISEL.
43° année, 1907.
ABONNEMENT : Un an : Paris, 30 fr. ; départements et étranger, 33 fr.
Paraît tous les deux mois avec gravures et planches hors texte.

Journal de Psychologie
normale et pathologique
DIRIGÉ PAR LES DOCTEURS
Pierre JANET   et   **G. DUMAS**
Professeur de psychologie au Collège de France.   Chargé de cours à la Sorbonne.
Paraît tous les deux mois, par fascicules de 100 pages.
4° année, 1907.
ABONNEMENT : Un an, 14 fr.

Envoi franco contre mandat-poste.

65-07. — Coulommiers. Imp. PAUL BRODARD. —13-07.